AF357560

WILDBAD.

Les bains de Wildbad, Teinach, Liebenzell et ses environs.

Description nouvelle historique, physique, géologique et litteraire.

D'après l'Allemand avec une préface

par

Philaréte Chasles,

Professeur au collège de France.

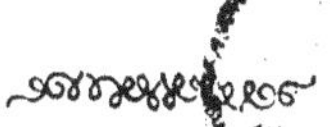

Stuttgart et Wildbad.

C. A. S o n n e w a l d.

Paris chez Fr. Klincksieck, Rue de Lille 11.

1860.

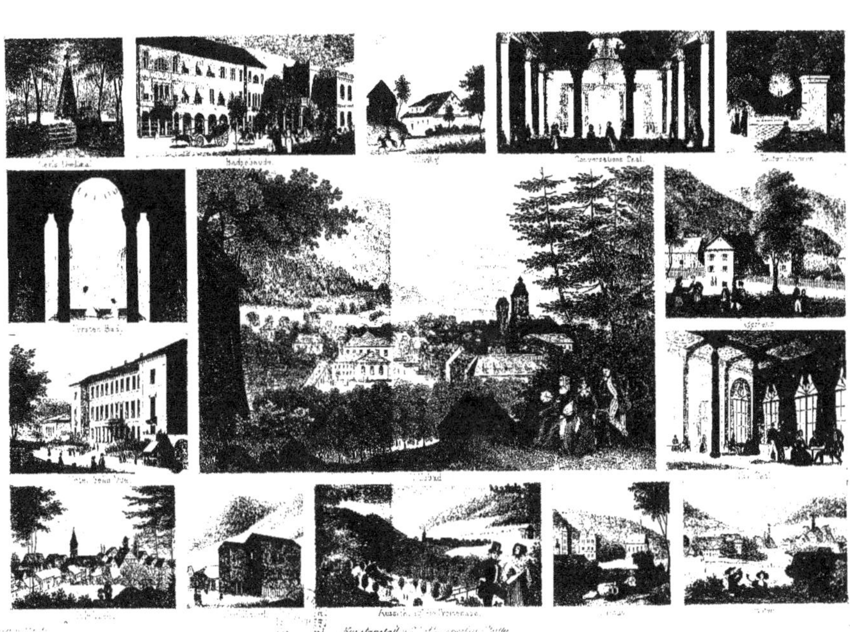

Erinnerung an Wildbad.

Préface de l'auteur allemand.

Une description nouvelle de Wildbad est devenue nécessaire depuis les changements et les améliorations que cette ville a récemment subis.

C'est pour répondre à ce vœu général que nous offrons ce manuel aux curieux et aux touristes.

Un long séjour dans cette charmante vallée, une connaissance approfondie des localités nous ont permis de résumer dans une analyse détaillée tout ce que cette région et les pays environnants offrent d'intéressant et de curieux.

Nous ne prétendons ni à l'éclat du coloris, ni à la profondeur des aperçus, le lecteur ne doit voir en nous qu'un simple guide, bien instruit de ce qu'il raconte, bien au courant de ce qu'il indique et ne cherchant que la vérité des faits, l'exactitude des renseignements, enfin le plaisir et l'utilité du voyageur.

Préface du traducteur.

Pendant l'été de 1876, un sentiment vif de lassitude morale, assez fréquent et profondément douloureux chez les hommes qui ont éprouvé les vicissitudes, subi les ennuis, partagé les espérances et savouré les amères déceptions des civilisations raffinées et excessives, s'était emparé de moi : et bientôt, passant de l'âme au corps, m'avait jetté dans une langueur mortelle.

J'avais surtout vécu dans les grands centres, à Paris et à Londres. J'avais soif de solitude et de simplicité.

Le bruit des trônes croulants, des grandes chutes d'empires, des révolutions avortées ou sanglantes; le spectacle des gloires éclipsées ; les douleurs personelles, les tristesses intérieures qui s'aggravent ou naissent des commotions générales; l'ennui et le dégoût des mille artifices et des complexités sans nombre qui faussent et embarassent le tissu de la vie chez les nations anciennes, chargées de gloire, de souvenirs, de littérature, d'espérances, d'illusions, de désirs et de regrets ; tout me faisait désirer quelques mois de repos, quelques instants de paix et de halte solitaire, dans des contrées plus naïves, plus rapprochées de la nature et de Dieu.

J'entrepris alors une tournée pédestre, comme ont coutume de la faire beaucoup d'Anglais et d'Allemands, et je choisis cette petite région champêtre, prolongation riante de la Souabe, et qui malgré sa division politique ne fait qu'un seul pays dans la géographie naturelle. Je veux parler de cette pointe de terre, qui comprend une partie du royaume de Wurtemberg et du grand-duché de Bade, et qui, de Heidelberg à Tübingen, qui forment la partie supérieure de l'angle, aboutit en se rétrécissant et prenant la forme d'un cœur, à la ville helvétique de Bâle. Les deux côtés latéraux de ce triangle irrégulier sont baignés par le fleuve Rhin ; et dans le sein de ses eaux magnifiques viennent se jeter à des distances inégales tous les cours d'eau qui partent et jaillissent des régions supérieures, traversant et embellissant des vallées charmantes, habitées par des populations rurales, alpestres, d'une civilisation très simple à la fois et très avancée, très simple quant aux fleurs stériles de la vie élégante des salons, très avancés quant aux premiers besoins de l'homme, la vie de famille, l'amour du travail et le respect du devoir.

C'est là ce que l'on est convenu d'appeler la *Forêt noire,* le „Schwarzwald". Je l'ai parcourue dans ses derniers replis, de Rottweil à Oppenau, de Freudenstadt à Calw et de Wildbad à Ulm, remontant la vallée grandiose du Nagold ; descendant les bords enchantés de la Wiese pour saluer la petite maison du grand poète Hebel; longtemps attardé dans le Murgthal; rétenu surtout par les detours capricieux de l'Enzthal, la plus étroite et peut-être la plus charmante de toutes ces sinuosités verdoyantes, peuplées d'âmes bienveillantes, de rustiques et nobles familles, tolérantes, laborieuses, candides, prévoyantes, et dans leur pauvreté, dont elles supportent si fièrement le poids allégé par l'amour du pays et l'habitude du labeur, ne ressentant ni haine ni envie pour ces populations opulentes qui sont leurs voisines et qui ne connaissent pas leur bonheur.

Il n'est pas de meilleur remède qu'un tel voyage pour les cœurs endoloris, les âmes fatiguées et les organisations affaiblies ou enfiévrées; et je le conseille en toute confiance à mes semblables, aux malades comme je l'étais, qui je crois ne laissent pas que d'être nombreux. De temps à autre je m'arrêtais dans quelque localité choisie, à Freiburg en Brisgau, à Freudenstadt, à Wildbad, tout au fond de la Forêt noire, petite ville unique par la situation pittoresque encaissée dans les sapins odorants, et toute parfumée de ses eaux limpides, chargée de l'essence même des bois antiques, et portant dans ses eaux minérales des vertus d'une électricité si puissante et si énergique, que la science même en reconnaissant leurs effets, n'a pu que les décomposer sans saisir le véritable mot de l'énigme naturelle, ni descendre jusqu'à l'explication définitive des guérisons qu'elle constatait.

Là je suis resté quelque temps, faisant de cette jolie ville le centre de mes expéditions, vers Calw ou Teinach, vers

Bade-Bade ou Schönmünzach, sans me lasser jamais ni de la route sur les bords de ces cours d'eau merveilleux, ni du retour au milieu d'une population cordiale et bienveillante. Mr. Sonnewald, libraire-éditeur de Stuttgart, tient à Wildbad même une librairie fort bien fournie de tous les meilleurs livres d'Europe, et un cabinet de lecture également au courant des journaux du monde civilisé; on peut voir dans ses salons les diplomates et les savants de l'Angleterre et de la Russie consulter à loisir, avant ou après leur bain, ces messagers de la politique, des lettres et des arts ; et ce n'est pas un spectacle sans intérêt ni sans valeur, quant à sa signification réelle et générale, que cette réunion singulière de chaque été dans un des replis les plus mystérieux de la Souabe.

Ce fut là que Mr. Sonnewald m'offrit un jour le petit *Manuel des eaux thermales de Wildbad*, publié par lui en allemand il y a quelques années, et dont plusieurs éditions successives ont prouvé le mérite solide. Il désirait que je donnasse la tournure et la forme française à cette œuvre allemande qui comprenait tous les documents authentiques rélatifs à la contrée qu'il habite, aux propriétés médicales des sources qui ont fait sa richesse, sources qui lui promettent une prospérité croissante et qui chaque jour attestent leur efficacité par des prodiges dont j'ai été témoin.

J'ai fait cette traduction avec grand plaisir. Tout ce que je dois ajouter à cette œuvre modeste, si mon témoignage a le moindre poids, c'est que par une réserve naturelle et honorable, l'auteur allemand de l'ouvrage auquel j'ai donnée la forme française, loin d'exagérer le coloris de ses tableaux, en a maintenu la nuance dans les limites les plus sobres et les moins emphatiques. C'est un hommage qu'il faut rendre à sa probité littéraire et à sa veracité germanique.

Paris. Institut, 28. Octobre 1858.

Philarète Chasles.

Ce petit livre n'est pas seulement destiné à servir de guide aux personnes qui se rendent à Wildbad ou qui veulent y resider; son but principal est de solliciter la curiosité des voyageurs qui ne connaissent pas ses bains et de leur donner l'envie de les visiter. Ces sources merveilleuses sont trop ignorées; on ne reconnait pas les services immenses qu'elles ont rendus à la thérapeutique. Si tous ceux qu'elles ont guéris pouvaient parler, ce serait un concert magique qui attirerait les populations des quatre points du globe, comme autrefois Orphée attirait les plantes et les arbres par le porvoir de sa lyre. Il faisait tomber les rochers et domptait les animaux féroces; les eaux de Wildbad domptent les maladies les plus rebelles et nous rendent le trésor de la santé, que trop souvent nous croyons perdu pour jamais. Le convalescent songe alors à ceux de ses amis, qui souffrent au loin, et regrette de ne pas les avoir auprès de lui; il voudrait avoir connu plutôt la vertu de ces eaux thermales dont l'excellence aurait allégé tant de maux et arrêté leurs développements. Quand bien même la maladie serait incurable, l'effet de ces eaux toniques est toujours bienfaisant; elles adoucissent le mal et le soulagent si elles ne le guérissent pas intérieurement. C'est toujours quelque chose qu'un adoucissement à la douleur, une victoire sur la nature; et cette victoire nous est d'autant plus douce qu'elle prolonge la vie de ceux qui nous sont chers.

Les personnes à qui ces lieux sont inconnus ne sont que trop disposées à s'effrayer des noms de *Wildbad* (bain sauvage) et de *Schwarz-Wald* (Forêt noire); ces noms germaniques représentent à leur imagination un pays affreux, inculte et sauvage. Disons-le, ce sont là des frayeurs d'opéra-comique. Loin de nous ces images horribles et mensongères!

Venez, ô vous qui vous laissez effrayer par les mots; venez juger par vous-mêmes de cette Forêt noire que les drâmes et les romans ont faite si sombre et si térrible!... Venez et vous verrez que

Wildbad n'est pas aussi sauvage ni aussi inhospitalier qu'on vous l'a fait croire! Ses sites admirables vous offriront des beautés si étranges, des aspects si séduisants que si vous tentez une fois ce voyage, vous ne voudrez plus quitter ses lieux si charmants.

La Forêt noire n'offre pas seulement une végétation pleine de richesses; elle a de plus des paysages tour-à-tour sauvages ou gracieux, simples ou grandioses, mais toujours pittoresques. Nous ne voulons pas retenir trop longtemps le touriste dans ses sentiers ombreux. Nous tenons à le conduire plus loin, dans les environs de Wildbad dont les campagnes présentent plus d'attraits encore. Cependant nous ne pouvons nous dispenser de tracer une légère esquisse de la Forêt noire; peindre Wildbad sans sa forêt, ce serait parler d'un enfant sans dire quelle est sa mère. L'une sert à expliquer l'autre; ce sont des objets inséparables dans leur caractère général et dans leurs variétés.

La Forêt noire est un rempart donné par la nature à l'Allemagne du Sud-Est. Commençant à Bâle, à la droite du Rhin, elle s'étend parallèlement à ce fleuve, dans la direction Nord-Est sur une longueur de 45 lieues, et se termine près de Pforzheim, au confluent de la Nagold et de l'Enz. Son nom lui vient du sombre aspect que présentent les crêtes de montagnes recouvertes de sapins dont elles sont semées. Les Romains, lorsqu'ils étaient encore maîtres de la Souabe, comprirent l'importance stratégique de ces montagnes et les défendirent par des remparts fortifiés, qui se reliaient les uns aux autres en formant la chaîne et en coupant les routes aux points les plus importants. Aux temps les plus reculés, des Allemands s'établirent dans la Forêt noire; des apôtres chrétiens élevèrent leurs tentes au milieu des colonies et s'efforcèrent de dissiper les ténèbres du paganisme en répandant les doctrines de la vraie foi.

Les points les plus élevés de la partie badoise de la Forêt noire sont:

Le Feldberg, 4,600 pieds) au-dessus du ni-
Le Belchen, 4,597 „) veau de la mer.

Ceux de la partie wurtembergeoise:

Le Hornisgrunde (appelé aussi *tête de chat*), 3,612 pieds.

Le Rossbühl, sur le Kniebis, 3,016 pieds, est situé vers la frontière occidentale de la Forêt noire et la vallée du Rhin; de ce côté, c'est une pente rapide; tandis qu'à l'Est, du côté du Danube et du Neckar, elle s'incline et a des versants plus doux. Les fleuves divers et les nombreux affluents qui prennent leur source dans cette montagne présentent des aspects extrêmement variés ; les uns, torrentueux et sauvages se précipitent comme des cataractes du haut des rocs à pic et viennent se briser en cataractes étroites et rocailleuses ; les autres s'écoulent paisiblement à travers des prairies verdoyantes et donnent leur nom aux délicieuses vallées qu'ils arrosent. Les plus connues sont : la vallée de la Wiese (petite rivière débouchante à Bâle), le Höllenthal (vallée de l'enfer), la vallée de Rench et de Kinzig, près de Wildbad, la riante et pittoresque vallée de la Murg ; notre jolie vallée de l'Enz, quoique plus petite, rivalise dignement avec les plus grandes.

Le noyau des monts de la Forêt noire se compose principalement de granit et de gneiss qui, soulevés par des éruptions volcaniques, ont remplacé le gris rouge qui formait originairement sa surface. Il est curieux de voir dans la vallée supérieure de l'Enz comment le granit, en sortant des entrailles de la terre, a transformé les sinuosités de la vallée principale et de celles qui l'avoisinent. A partir de Wildbad, des rochers de granit forment plusieurs ceintures autour d'elles, qui ont percé le sol bien loin de la vallée principale. Cette particularité est

remarquable à Gütersbächle, à Rollwasser et à Kegelbach ; de même aussi, dans la vallée d'Eyach on
trouve du granit au dessous de Lehmannshof. Une
grande éruption de porphyre a eu lieu postérieure-
ment près de Bade, ce qui explique pourquoi à l'Est
de Wildbad au lieu de trouver le grès par couches
régulières, on ne le rencontre plus que par blocs
nombreux, plus ou moins durs, plus ou moins mé-
langés, et formant souvent des murs de rochers. Il
est à remarquer que les plus anciennes couches des
montagnes stratifiées ont disparu. Les formations
plus denses connues sous le nom de *terrains de
transition* ne se rencontrent pas dans toute la
Forêt noire. En revanche, on constate la présence
du grès rouge, qui est un élément constitutif de la
houille ; il est très abondant en quelques endroits,
par exemple près de Herrenalb, dans la vallée de la
Murg et près d'Alpirsbach. Jusqu'à présent on n'a
extrait du charbon que de fort peu d'endroits ; on
en a découvert dernièrement à Neubach, affluent
de la Kinzig ; il ne s'y montre pas par couches,
mais par agglomérations.

L'exploitation des mines de la Forêt noire était
jadis trés importante. Près de Bulach, en 1326, on
extrayait l'azur de cuivre et, plus tard, aux environs

d'Alpirsbach, le cobalt noir, ce qui jeta beaucoup d'argent dans ces contrées. L'amour du gain ayant été excité par ces premières opérations, on se livra avec ardeur au commerce de l'argent. Les premiers résultats furent très heureux. Dans la vallée Rein-erzau, à la mine de l'Étoile des trois Rois (Drei-königsstern) le quintal de cobalt contenait 80 marcs d'argent. La mine la plus connue est celle de Wenzel, près de Wolfach, dans la vallée de Kinzig; elle a fourni, de 1767 à 1781 un total de 13,000 marcs d'argent. On trouva des valeurs non moins considérables près du couvent de Wittichen, où la mine de Sophie fournit, en Mai 1760, 1,000 marcs d'argent. Maintenant la plupart de ces mines sont abandonnées. Il y a quelques années, une société anglaise a fait pratiquer de nouvelles fouilles dans la vallée de Kinzig et en a tiré quelques bénéfices. Ce qui fait croire que la montagne doit encore re-celer quelques filons de métal, c'est qu'il y a douze ans, un paysan trouva, immédiatement au dessous du gazon, 14 livres d'argent, en fouillant au bas de la mine de l'Étoile des trois Rois. Outre les mines de Kinzig et les mines de charbons de Neubach, il y a encore quelques mines de fer dans le voisinage du Feldberg, près de Hausach et de Neuenbürg.

L'abondance des eaux de ces montagnes ne laisse rien à désirer ; de nombreuses sources qui jaillissent partout, arrosent les prairies et alimentent les fleuves. Indépendamment des sources froides et vivifiantes qu'elle renferme dans son sein, la Forêt noire possède un trésor inépuisable en sources minérales et en eaux thermales dont les propriétés hygiéniques et curatives sont reconnues par la médecine. On les y rencontre en très grande quantité et à très petite distance l'une de l'autre.

Ce pays ne manque pas non plus de lacs ; ils sont généralement situés sur les hauteurs. Ce sont : Le *Wilde See* (lac sauvage) à trois lieues de Wildbad et à 2,817 pieds au dessus de la mer ; le *Mummel-See* (sur la Hornisgründe) à 3,186 p., et d'autres. Parfois les eaux du lac de Eichener, qui est à 1494 pieds au dessus du niveau de la mer, disparaissent entièrement et laissent à découvert le fond qui se fertilise. Le blé y vient à merveille et fournit une bonne récolte. Mais bientôt les eaux reviennent inopinément et reprennent, pour quelques années, possession de leur ancien lit.

Parmi les cataractes dignes d'observation, nous mentionnerons celle qui est près de Allerheiligen (*tous les Saints*) et de Triberg, dont les paysages charmants et pittoresques surpassent bien des vues renommées de la Suisse.

Les sommets de ces montagnes sont couverts de sapins et de pins. Les sapins du Nord sont indigènes; ils y poussent mieux que partout ailleurs. On y voit aussi des mélèzes. Les chênes y sont rares, mais très beaux. La Forêt noire est aussi peuplée de hêtres, de bouleaux, de peupliers et d'érables. On trouve, dans ses parties élevées, le pin de montagne (pinus pomilia ou montana).

De temps à autre la forêt est coupée par de grandes étendues de terrains vagues et stériles ; les arbres y font complètement défaut; à leur place, ce sont des blocs de rochers séparés par des crevasses qui obligent le voyageur à avancer avec précaution. Les plateaux élevés sont recouverts de marécages autour desquels des pins de montagnes forment des taillis impénétrables. Le sol en est bourbeux et sur cette vase croît une sorte de mousse à longues racines qui, pompant l'eau des bas-fonds, retiennent pendant longtemps la rosée et la pluie. De petits buissons croissent sur cette mousse. La bruyère et l'airelle, qui s'y mêlent, atteignent une hauteur remarquable.

La belle Andromède vient à propos rompre de

temps à autre, par sa couleur rose, la monotonie des tons foncés de la bruyère. On a quelque peine à decouvrir la canneberge qui rampe sur le sol. Citons encore une charmante petite plante qui se distingue, au milieu de la bruyère, par sa disposition toute particulière à retenir les perles de la rosée; elle se nomme le Rossolis.

On ne trouve de point d'appui solide, dans ces localités surtout par les temps humides, que certaines plaques de gazons demi-sphériques qui sortent de la mousse vaseuse. Il ne serait pas sûr de s'aventurer au milieu de ces marécages; car de même qu'on trouve entre les rochers des crevasses qui trompent l'œil, de même on rencontre dans ces marais des terrains mouvants, sortes d'atlantides recouvertes de mousses, où le pied ne manquerait pas d'enfoncer. Les mares également recouvertes de mousses qui les sillonnent, ne sont pas moins perfides. Un voyageur imprudent pourrait y prendre un bain fort peu agréable. Presque tous ces marécages ont des lacs stagnants où les eaux affluent et s'accumulent. La pluie et la rosée, la neige et le givre tombent en abondance sur ces espaces humides. Un brouillard épais couvre la montagne pendant des semaines entières; et quand, par hazard, chassé par le vent sur les marécages, il vient les envelopper comme d'un linceuil, on se rappelle involontairement les bruyères fantastiques de la Haute-Écosse et les fantômes terribles dont l'imagination de Shakspeare a peuplé son Macbeth.

On raconte qu'on trouvait autrefois des lieues entières de forêt dévorées par l'incendie. Un célèbre auteur allemand relate les détails d'un sinistre de ce genre qui se produisit sur les hauteurs de Schönmunzach et de Reichenbach dans la vallée de la Murg: „Cette dévastation par le feu, dit-il, eut lieu pendant l'été brûlant de 1800. J'étais encore enfant et je me rappelle que les écoliers, mes camarades, se demandaient avec inquiétude, chaque matin, pendant des semaines entières, si la Forêt noire brûlait encore. Qu'on se représente par la pensée l'image térrible d'un pareil spectacle; les nombreux pins de la montagne, comme autant de torches de résine, projetant au loin sur tout le pays d'immenses lueurs rougeâtres! des témoins oculaires prétendent, au contraire, qu'il n'y avait ni flammes ni incendie; que c'était tout simplement une lente carbonisation des arbres produite par une chaleur excessive, mais qui n'en consumait pas moins le bois qui en était atteint. Ainsi, ce phénomène dura cette année-là du 4. au 21. Août et dévora 10,000 acres de forêts." On cultiva plus tard ce terrain ; mais beaucoup d'arbres portent encore les traces de l'élément destructeur.

La grande quantité de bois que la Forêt noire livre annuellement au commerce est, pour les propriétaires, une spéculation productive et, pour la partie pauvre de la population, une source de travail et de moyens de subsistance. L'abattage et le façonnage du bois se font en été ; le transport du bois déstiné à être flotté se fait de préférence en hiver sur la neige.

Le voyageur ne peut manquer de s'arrêter devant l'abattage d'un sapin séculaire. C'est un petit drame plein d'interêt. Ordinairement quatre hommes vigoureux accomplissent ce travail; deux l'entament d'un côté avec la scie, et les deux autres, du côté opposé, le frappent avec la hâche. Des coings sont enfoncés dans l'incision commencée par la scie, ce qui facilite la continuation de son œuvre; elle ne s'arrête que lorsqu'il ne reste plus que trois ou quatre pouces de bois intacte. Alors on enfonce de nouveaux coins plus forts que les premiers et l'arbre ne tarde pas à céder. Il balance un instant dans les airs sa tête chenue, puis un craquement terrible annonce qu'il chancelle sur sa base, puis il tombe lentement avec la pesanteur d'un géant écrasant de son poids ses plus proches voisins ou leur portant des blessures mortelles. Le voilà terrassé maintenant, ce roi de la forêt, longtemps son ornement et son orgueil! Il était deux fois vénérable, car il était deux fois centenaire et même plus; deux siècles à peine avaient suffi pour qu'il atteignît une hauteur de 130 pieds et un diamètre de 3 pieds. Jeune encore, il entendit peut-être la première cannonade de Strasbourg; l'aïeul qui le protégea de son ombre, prit le chemin du chantier de Zaardam, alors que Pierre-le-grand étudiait la construction des vaisseaux!

A combien d'évènements, ce patriarche de la forêt, a-t-il survécu?.. Combien de malades n'a-t-il pas vu parcourir ces contrées et s'en retourner guéris, ou du moins, soulagés et fortifiés?... Que de choses raconterait dans deux siècles le jeune pin qui se trouve là dans la voisinage, morne et solitaire, si Dieu lui donnait la voix!

La plus grande partie des abattages sert à brûler; il est transporté par terre ou par eau dans les contrées qui manquent de forêts. Un lot spécial est destiné aux scieries qui le découperont en planches. Les plus beaux troncs sont réunis en radeaux qu'on fait descendre par les canaux jusqu'au Rhin ou jusqu'à la mer. Ces arbres de choix appelés *hollandais* servent à la construction des vaisseaux et des maisons. Dans les endroits trop escarpés pour qu'on puisse songer à un transport quelconque, on dispose des rouleaux en chemin de fer ou en montagne russe sur lesquels on fait glisser les arbres ; par ce moyen ils descendent avec la rapidité de l'éclair entrainant tout ce qui s'oppose à leur passage. Quand par hazard un de ces arbres rencontre un obstacle impossible à surmonter, il arrive souvent qu'il déraille et se brise comme du verre, ou bien encore qu'il se redresse de toute sa hauteur pour retomber avec plus de force, ce qui produit l'effet d'une avalanche.

Les petites rivières sont peu profondes et ont des lits pierreux, de sorte que, même après des pluies abondantes, elles ne suffiraient pas à transporter le bois ; c'est pourquoi chaque confluent est disposé de façon à pouvoir fournir, à un moment donné, une masse d'eau suffisante. Dans les vallées latérales on a élevé à grands frais des digues de bois ou de pierres, fermées par des écluses, pour y rassembler l'eau, et qui forment des lacs artificiels d'une contenance de plusieurs millions de mètres cubes. Tels sont, près de Wildbad, le lac de Kaltenbach (ruisseau froid), près de Gumpelscheuer, et le lac de Poppel, à l'embouchure de la Grande Enz. Lorsque le bois est rassemblé et préparé pour le radeau, on ouvre les écluses, l'eau se précipite et entraîne le fardeau qu'on lui a confié. Les écluses sont nécessaires même pour les fleuves, afin que l'eau lâchée tout d'un coup entraîne les radeaux; i y en a plusieurs sur l'Enz. Pour rassembler le petit bois flotté, on a disposé dans le fleuve des espèces de rateaux. Le flottage du bois en bûches présente un aspect amusant; on dirait tantôt des troupes réglées marchant en bon ordre, tantôt une bande d'écoliers mutins qui se jouent en descendant le courant. Quelques morceaux de bois isolément poussés vers la rive s'y attachent comme s'ils regrettaient de quitter leur patrie ou comme s'ils redoutaient un long voyage; mais leurs efforts sont vains; d'autres arrivent et les entraînent; et les plus lents sont poussés dans le courant par les perches des bateliers auxquelles il n'y a pas moyen de resister.

Les radeaux sont construits en proportion de la largeur des rivières; les bois les plus minces sont placés en avant et les plus forts en arrière. On assemble de dix à quinze troncs qu'on relie avec des *harts*, espèces de liens empruntés aux bouleaux ou aux jeunes sapins. Il est intéressant de voir tordre ces harts dont on se sert comme de ficelles; on obtient cette souplesse par une préparation bien simple qui consiste à placer les jeunes arbres dans l'eau pendant un certain temps et à les amollir ensuite à un feu doux dans une espèce de four. On entretient leur flexibilité en les enroulant du haut en bas autour d'une petite perche au gros bout de laquelle est placée une cheville qui les retient.

Les radeaux sont conduits par des bateliers-flotteurs munis de longues perches et chaussés de bottes en cuir qui leur vont par dessus les genoux, car ils sont souvent dans l'eau. C'est un métier pénible et dangereux, les radeaux étant souvent très longs (60 à 100 pieds) et les petites rivières offrent de nombreuses difficultés.

Il faut avoir de grands capitaux pour faire le commerce de bois. Un dicton du pays dit: „Tout propriétaire de radeaux doit avoir au moins 300,000 florins; cent mille pour la forêt, cent mille sur l'eau et cent mille dans la poche; sans quoi il ne peut faire face aux éventualités."

Le trafic du bois et son flottage, dans ces contrées,

remontent à une ancienne époque ; mais autrefois il y avait peu de débit et beaucoup de gaspillage. Une loi destinée à réglementer cette industrie fut promulguée à Stuttgart en 1342. Elle ne prit d'extension que vers le seizième et dix-septième siècles, alors que les habitants eurent reconnu qu'ils possédaient dans leurs forêts une source inépuisable de richesses. Les Hollandais ne tardèrent pas à se montrer, recherchant ce dont ils avaient tant besoin, des bois de construction pour leurs vaisseaux. Cela donna de l'émulation aux habitants ; tandis que les plus riches tendaient au monopole, les plus pauvres se liguèrent pour soutenir la lutte. Telle est l'origine des compagnies de flottage qui s'établirent en plusieurs endroits.

Une partie non moins considérable de bois est employée à fabriquer du charbon. Rien de plus simple que ce genre de fabrication. On commence par ficher en terre sur un emplacement bien ferme et bien uni trois perches nommées *ares*, à une distance d'un pied et demi l'une de l'autre, de façon à ce qu'elles forment un triangle. On met des bûches tout au tour, jusqu'à ce qu'elles forment une pyramide tronquée de 40 pieds de diamètre sur une hauteur de 12 à 16 pieds. Les tas ainsi préparés

servent de fourneaux. On les couvre hermétique-
ment de gazon et de terre jusqu'à l'ouverture supérieure ; puis, on jette dedans des charbons ardents
et on y entretient un feu bien flambant au moyen
de menu bois. Quand les trois axes sont enflammés
de la base au sommet, on en ferme l'ouverture et
on pratique sur le bord supérieur de petits trous
que l'on bouche quelque temps après, lorsque la
fumée d'abord grisâtre commence à devenir bleuâtre.
On pratique plus bas de nouveaux trous, et ainsi de
suite jusqu'à ce que tout le monceau de bois soit
transformé en charbon, ce qui demande un délai de
huit à dix jours. C'est alors qu'on commence à
éteindre le fourneau en empêchant l'air d'y pénétrer.
Peu à peu on en retire les charbons. On croit
peut-être que la vie du charbonnier est pleine d'idéal
et de poésie, il n'en est rien. Son état est des plus
tristes et des plus misérables.

Une des industries productives de la forêt est
celle qui consiste à recueillir la résine. Voici comment cette opération se pratique. On enlève au
printemps, sur les sapins du Nord qu'on juge propres
à fournir beaucoup de matière, des morceaux d'écorce
de 3 pieds de long et de $2^1{}_2$ pieds de large. Puis,
on recueille en Juin et en Septembre, quelquefois

même trois fois par an, la résine qui découle en abondance de ces sortes de plaies.

Dès que la résine est recueillie, on la fait bouillir, on la pressure, et la matière liquide, ainsi épurée, est conservée dans de petits tonneaux. On la vend sous le nom de poix de thérébenthine, et on en enduit ordinairement les tonnes à bière. Le résidu de ce pressurage est l'objet d'une autre spéculation. On le brûle dans des fourneaux préparés *ad hoc*; l'épaisse fumée qui s'en dégage vient se déposer en suie dans une cheminée à récipient; cette suie n'est autre que le noir de fumée dont on se sert pour faire l'encre d'imprimerie. Près de Enzklösterle se trouve une petite cabane où l'on prépare ce noir de fumée.

La distillation du goudron constituait jadis une des branches de commerce de la forêt. Le distillateur affermait un grand espace de terrain et construisait lui-même des fourneaux en briques. Il élevait dans le voisinage une maison faite de troncs d'arbres; recouvrait son toit avec des lattes retenues par des pierres et bouchait toutes les fentes avec de la mousse. Tel était le palais de verdure de 30 pieds de longueur sur 15 de largeur que l'industriel ne dédaignait point alors pour lui et sa famille. Cinq

personnes occupées pendant deux jours entiers suffisaient à la distillation d'une semaine, à déterrer
les troncs de pins et à les transporter à la hutte.
Le troisième jour, les ouvriers apprêtaient les troncs,
le quatrième on enfournait, et dans l'espace de trois
fois vingt-quatre heures la distillation était terminée.

Les acheteurs venaient chercher le goudron aux
fourneaux et la poix noire se vendait en détail aux
marchands.

Dans ces derniers temps, il s'est établi une
fabrique de produits chimiques sur le Klein-Enzhof.
On y prépare de l'acide liqueux, de l'extrait de
saturne, de l'acide acétique, etc.

En contemplant cette immense étendue de forêts
on croit qu'elle est peuplée de gibier; mais les temps
sont bien changés, et les grandes chasses de la
Forêt noire ont bien dégénéré. La grosse bête, qui
y pullulait, il y a vingt ans, a complètement disparu.
Le cerf est devenu rare depuis les années 1848 et
1849 qui ont été si fatales à son espèce. Le chevreuil
est encore ce qui abonde le plus. Les lièvres, les
renards, les martres et les blaireaux sont également
rares. Les fleuves sont comparativement mieux
fournis, on y voit en assez grand nombre les loutres
qui sont si friandes de nos belles truites. En fait

de volatiles l'espèce la plus remarquable est celle du coq de bruyère; malheureusement elle tend à disparaître par suite des grands travaux entrepris dans la forêt. On rencontre peu de gélinottes des bois.

La culture des arbres fruitiers dans les hautes régions rapporte peu; les cerisiers ne produisent que de petites cerises noires avec lesquelles on fabrique l'eau de cerises si estimée sous le nom de Kirschwasser. Dans les endroits exposés au midi, la culture des arbres fruitiers est très avantageuse; la vigne même y réussit. Le voyageur qui cotoie la hauteur située entre Loffenau et Herrenalb, nommée La Chapelle, est agréablement surpris, en sortant de forêts sauvages et incultes, par la vue pleine de fraîcheur de la vallée de la Murg si fertile en beaux fruits. Le terrain de Loffenau est très propice à la culture des châtaigniers.

La portion de la Forêt noire affectée à l'agriculteur est très minime; les plaines hautes sont seules cultivées. On s'y sert rarement de la charrue. On a pourtant tiré partie des terres en friche en rasant le gazon qu'on brûle avec le souchet des marais; les cendres servent d'engrais. Les pommes de terre, le seigle, l'avoine, le chanvre, le lin y viennent parfaitement ; on vante surtout la qualité de ce lin. On laisse reposer les champs après une culture de 4 à 6 ans. On remarque sur le versant des montagnes des prairies qui ont une aussi belle verdure que celles des vallées et qui rapportent beaucoup.

Certaines portions de la forêt sont presque entièrement couverte de myrtilles, avec lesquels on prépare l'esprit de myrtilles, liqueur fort recherchée. Les baies, qui se vendent sèches, rendent un suc qui sert à colorer en rouge différentes boissons. Les baies, de même que les airelles rouges, les fraises, les mûres et les framboises sont cueillies pour le marché par les enfants qui, dans ces contrées se rendent utiles de bonne heure. La digitale, qui est assez commune, est achetée par les pharmaciens. La bruyère, le genêt et la fougère se trouvent partout. La floraison des primevères est admirable ; elle forme un agréable contraste avec la verdure.

Les habitants de la Forêt noire sont vigilants, francs et loyaux. Leur frugalité, leur habitude du travail, la salubrité de l'air, et l'excellence des eaux de leurs montagnes, tout cela contribue à leur conserver la santé et à rendre leurs membres robustes.

Leurs habitations, dispersées çà et là, sont couvertes en bardeaux ou seulement en chaume, comme en Suisse. Quelques districts s'étendent à une distance de plusieurs lieues.

L'élevage du bétail est moins important que ne le ferait croire la vue de ces belles prairies et de ces herbages touffus. La nourriture du bétail dans les étables n'est pas usitée parcequ'il y a peu de terres labourables et que le sol se refuse à la culture du trèfle. Il y a peu de moutons ; en revanche, les chèvres et les cochons sont d'autant plus nombreux qu'on les chasse dans les forêts parce qu'ils y cherchent leur pâture.

L'éducation des abeilles est assez importante. On trouve peu d'oiseaux chanteurs ; par contre il y a beaucoup de coqs de bruyère et de perdrix. En fait de serpents vénimeux il n'y a à craindre que la vipère noire qui se montre, mais très rarement, dans les environs de Christophsthal.

Nous pourrions nous étendre davantage sur les diverses branches d'industrie qu'entretient la Forêt noire, mais cela nous mènerait trop loin. D'ailleurs, la plupart d'entre elles, comme la fabrication des montres, des verres et des chapeaux de paille, ne s'exercent pas dans le voisinage de Wildbad.

Il est temps de nous occuper de Wildbad et de la vallée de l'Enz.

II. L'Enz, Wildbad, sa situation, etc.

L'Enz est une des plus grandes rivières de la Forêt noire. Elle est formée de deux affluents, la grande et la petite Enz. La grande Enz, source proprement dite de l'Enz, prend son origine à $^1\!/_4$ de lieue du nord de Urnagold. Son premier nom est Rothwasser (eau rouge); après avoir traversé le Poppelsee, elle le change en celui de Poppelbach; enfin, après la jonction du Kaltenbach (ruisseau froid), elle prend le nom de Grande Enz. Elle coule parallèlement à la petite Enz dont elle n'est séparée que par la crête élevée du mont Meistern. La petite Enz a son embouchure près de Rehmühle et se joint à la Grande, près de Calmbach. Donnons-en la description à nos lecteurs, d'après un auteur très aimé: „A peu près à cinq lieues du sud, une petite source, fille sauvage de la forêt, s'échappe toute joyeuse de sa prison; elle sort d'un rocher mousseux situé au sommet d'une montagne sauvage (2,354 pieds au-dessus du niveau de la mer). Un lac la retient en sa course téméraire; elle s'y précipite et le traverse rapidement. Elle s'avance en serpentant tantôt sur des rochers qui embarassent son cours, tantôt en se fractionnant en nombreuses cascatelles qui tombent en remplissant l'air de leurs murmures. Souvent elle parait demander son chemin aux pins gigantesques qui croissent sur ses bords; mais ceux-ci secouant leur tête chevelue, refusent tout entretien avec elle et n'ont point l'air de la connaître, car elle n'a point encore de nom . . . Et que lui importe? . . Pourtant, dès ce moment, en fille soumise à sa mère, elle coule sous le nom de Enz. Bientôt elle rencontre la puissance de l'homme qui lui apprend qu'elle est enfant de la Germanie et, comme telle, assujettie au travail. L'homme la charge de lourds fardeaux et il semble que quand elle se sent vaincue par la fatigue, il lui donne le temps de reprendre ses forces. Elle se mutine d'abord; ce sont des bouillonnements et des murmures; mais elle s'égaie bientôt; et c'est plaisir de la voir couler dans Wildbad; d'entendre son bruyant et joyeux babillage, de la voir faire tourner en se jouant les roues massives des moulins. A Calmbach, elle s'unit à sa jeune sœur, la petite Enz, et toujours diligente, toujours gaie, elle poursuit son cours, recevant hospitalièrement les compagnons qui lui arrivent de droite et de gauche, jusqu'à ce qu'elle se jette dans les bras du Neckar, son époux . . ." — Près de Wildbad, son niveau a déjà baissé de 1021 pieds; une pareille décroissance après un cours de 6 lieues donne une idée de la rapidité de ses eaux; aussi est-ce la plus belle partie de son parcours.

La ville de Wildbad est située dans une vallée étroite et profonde. L'Enz la traverse du Sud au Nord et la divise en deux parties inégales que réunit une demi-douzaine de ponts. La situation de cette petite ville est très pittoresque. La vallée est enclavée entre deux chaînes de hautes montagnes qui s'étendent du Sud au Nord et dont l'élévation varie de 12 à 1500 pieds au-dessus du niveau de la mer. La gorge formée de ces deux chaînes de montagnes est généralement assez large, mais, par un étrange caprice de la nature, elle se rapproche quelquefois tellement qu'elle laisse à peine d'espace pour la route et pour la rivière. La rivière surtout semble étranglée et n'avance qu'avec les plus grandes difficultés. La grande route traverse la ville dans toute sa longueur jusqu'à la place des bains, laquelle forme un carré oblong flanqué sur deux côtés par l'église et l'hôtel des Bains, et, sur le troisième par l'hôtel

Frey, celui du roi de Wurtemberg et l'hôtel de l'Ours. A l'extrémité supérieure des bains et sur la route qui y conduit on découvre *l'asile Cathérine*, un refuge pour les pauvres qui fréquentent les bains. A droite du pont qui conduit dans l'autre rue et en remontant la rivière, on trouve l'hôtel Bellevue et les promenades; plus bas, en descendant, le grand hôtel de l'Ours, de charmantes maisons particulières, l'hôtel de Russie, etc. La route qui prend à gauche de l'asile Cathérine mène à Enzklösterle.

L'emplacement des bains actuels semble appartenir plutôt à une grande capitale qu'à une petite ville de 2,500 habitants. De ce que Wildbad est éloignée d'une grande route on a souvent inféré que les étrangers ne devaient pas y rencontrer le confortable qui devient le nécessaire, surtout en voyage. C'est là une grave erreur contre laquelle protestent les nouvelles constructions et les recentes améliorations qui embellissent ce séjour. Rien de plus somptueux que l'hôtel des Bains, l'hôtel de Bellevue, les appartements grandioses de l'hôtel de l'Ours et de l'hôtel Frey. Chacun d'eux rivalise avantageusement avec les hôtels des villes de premier ordre. Mr. le docteur Granville en parle en ces termes dans son intéressant ouvrage (the spaas of Germany): „Il est vraiment inouï de voir de pareils établissements dans une vallée aussi petite et aussi solitaire; d'y rencontrer des chambres aux lambris dorés qui contrastent aussi étrangement avec la vue des rochers, l'aspect sauvage de la forêt, cette vallée romantique et l'Enz bruyante que l'œil aperçoit de chaque fenêtre...“ — Les demeures particulières ont voulu se mettre au niveau de ce progrès; elles sont toutes rebâties ou restaurées.

Le nombre des visiteurs de Wildbad s'est constamment accru, tant la réputation de ses bains a grandi et s'est répandue au loin. En 1830, le nombre des baigneurs n'était que de 470 et celui des bains de 12,000. On est obligé de constater pour chaque année suivante une augmentation sensible. En 1846, il y avait déjà 1945 visiteurs et 43,500 bains.

Un tableau comparatif fera mieux juger de ces progrès notables:

		baigneurs	bains
Saison de 1847 . . .	1679	. . .	38,625
„ „ 1848 . . .	1358	. . .	32,622
„ „ 1849 . . .	2570	. . .	36,745
„ „ 1850 . . .	2695	. . .	53,187
„ „ 1851 . . .	2515	. . .	52,702
„ „ 1852 . . .	2598	. . .	44,759
„ „ 1853 . . .	2650	. . .	48,233

	baigneurs	bains
Saison de 1854 . . .	2891 . . .	45,449
,, ,, 1855 . . .	3147 . . .	53,510
,, ,, 1856 . . .	3392 . . .	59,667
,, ,, 1857 . . .	4208 . . .	71,711
,, ,, 1858 . . .	4398 . . .	70,350

Chacun des hôtels est pourvu d'une table d'hôte; dans quelques-uns, cette table est ouverte deux fois par jour à des heures différentes. De même, dans les grandes maisons particulières, qui reçoivent également des voyageurs, il existe une table commune; mais partout on peut se faire servir dans sa chambre. Les prix sont modérés et mis à la portée de toutes les bourses. Généralement on dîne à la carte. Les denrées, fruits, viande, poisson, gibier, légumes, sont vendus à bon marché, surtout si l'on considère la difficulté qu'on a de se les procurer, à cause des distances. Assis devant des tables aussi bien fournies, on s'étonne de la modicité du prix. On ne peut que s'étonner davantage, si on les compare à d'autres bains où le maître d'hôtel a ses provisions sous la main et peut les trouver chaque matin à sa porte.

L'hôtel des Bains et ses dépendances sont la propriété de l'état. Il contient soixante chambres richement meublées et il est régi par un fermier habile.

On y trouve tout le comfort désirable. Les corridors de la maison sont au besoin chauffés. Les baigneurs peuvent être descendus dans les bains à l'aide de machines habilement disposées. Un grand agrément pour les baigneurs de la maison est de pouvoir se rendre aux bains sans être obligés de traverser la rue, ce que redoutent toujours les personnes malades. Ceux qui demeurent dans des maisons particulières ou qui ne peuvent pas marcher trouvent des chaises à porteurs à un prix modéré. Les maîtres de l'Ours et de Bellevue font conduire leurs hôtes aux bains dans des chaises roulantes et couvertes, espèces de litières montées sur roues qui sont traînées par des domestiques. Outre la vaste salle à manger, splendidement éclairée par en haut et sur les deux côtés, l'hôtel des Bains possède au prémier étage, la salle de conversation, arrangée avec beaucoup de goût; elle est ouverte aux étrangers et sert aux réunions du jour et du soir, aux concerts, etc. . . . On a établi au rez-de-chaussée un café avec billards, jeux de toute espèce, rafraichissements; rien n'y a été négligé pour la commodité et les distractions des consommateurs. C'est près de là que commence la colonnade couverte qui conduit à une petite salle appelée salle d'attente. C'est le vestibule des bains et du cabinet de lecture de la bibliothèque publique contenant des journaux, des livres, de la musique et des tableaux. Des objets d'utilité et d'agrément y sont exposés en vente. Il y a une autre entrée du côté de la cour. En face des portes de sortie de la salle de conversation, du côté de l'ouest, est un jet-d'eau qui entretient en cet endroit une délicieuse fraîcheur; il est entouré d'un mur semi-circulaire ingénieusement dissimulé sous un manteau de verdure. Des bancs rustiques invitent à se reposer dans cette charmante oasis. C'est un endroit de plaisance où les baigneurs aiment à prendre leur café; pour lui, la société déserte la salle de conversation et vient s'y réfugier contre la chaleur. Il est admirablement encadré par la montagne qui s'élève derrière avec sa couronne de forêts. Des allées sablées conduisent en serpentant par une montée douce à une verdoyante pelouse semée de fleurs et de buissons. Un pavillon toujours ouvert offre une gracieuse hospitalité au promeneur fatigué. Des bancs ont été ménagés sur tous les points où l'on peut jouir d'une belle vue. C'est ainsi qu'on atteint sans fatigue la forêt où l'on peut continuer sa promenade jusqu'à Windhof.

La situation de l'hôtel de Bellevue, de l'autre

côté de l'Enz, à l'entrée de la promenade, est une des plus heureuses. Il a été bâti en 1839, par un riche amateur, le comte Dillen, qui a mis à profit l'expérience qu'il a acquise dans ses nombreux voyages pour ne rien négliger de tout ce qui peut contribuer à la commodité des touristes. Les balcons et les terrasses, où les fleurs ont été prodiguées, sont disposés de façon à procurer un repos agréable. L'ameublement des 120 chambres et salons est d'une simplicité pleine de comfortable, c'est-à-dire, un chef-d'œuvre de bon goût. L'aménagement de la salle à manger est encore plus soigné et plus agréable. Les offices et les cuisines ont été isolés dans un bâtiment à part qui communique à l'intérieur de l'hôtel par des corridors couverts. A la salle à manger tient un jardin où l'on fait de la musique une fois par semaine; c'est un point de réunion pour beaucoup de baigneurs. En 1856 et 1857, l'impératrice-mère de Russie descendit avec ses illustres hôtes à l'hôtel de Bellevue.

L'hôtel de l'Ours jouit encore de son ancienne réputation qui est européenne, si ce n'est universelle. L'ancien bâtiment adjacent aux bains a subi de grands embellissements. L'Enz, qui coule derrière l'hôtel, a été couverte à cet endroit et sur cet emplacement on a dréssé d'élégants pavillons décorés de statues et de fleurs qui offrent aux habitués des bains d'agréables *retiros*. A quelques pas de là on remarque la construction colossale élevée en 1856 et 57 dans des conditions toutes nouvelles de recherche et de comfortable. Un appareil de traction fixé au portail principal sert à monter et à descendre sur leurs chaises roulantes les malades qui habitent tous les étages. Les deux bâtiments contiennent ensemble 28 salons et 130 chambres. L'arrangement et la bonne direction de ce grand établissement ont été remarqués par tous les visiteurs. L'entrepreneur reçut une preuve d'approbation, éclatante quoique tacite, lorsque, dans l'été de 1857, S. M. l'Empereur de Russie le choisit pour séjour.

Le matin et à midi, on peut voir les baigneurs prenant ensemble le café ou occupés à quelque ouvrage, ou bien encore, le soir, pendant la musique, assis devant les maisons dans le voisinage des bains, pour y jouir de la fraîcheur de l'air. On prend ainsi d'une quelque idée de la vie de famille, vie sans étiquette que l'on mène à Wildbad.

L'hôtel Frey, où se trouve la poste, est dans une situation aérée en ce qu'elle est libre de trois côtés. Il est placé à l'un des angles de l'emplacement des bains. Nouvellement bâti et agrandi, il renferme une vaste salle à manger et 72 chambres qui, pour la beauté et la commodité, ne le cèdent en rien aux appartements les plus modernes. Le logement et la pension y sont dans d'excellentes conditions et à des prix modérés. On y jouit de toutes les aises du *chez soi*. Derrière cette maison est aussi établi un charmant petit jardin orné de pavillons et de statues sur un pont, au-dessous duquel l'Enz s'enfuit en bruyant. C'est encore un de ces agréables asiles ombragés de bocages, où les baigneurs, à l'abri du soleil et des vents, peuvent prendre leur café et jouir d'un doux repos.

Les autres hôtels sont: l'hôtel de Russie (50 chambr.), le Rössle (petit cheval), le Bœuf (40 chambr.), la Couronne, l'Aigle, l'Agneau, le Soleil, bref, les bons hôtels de tout rang ne manquent pas.

Quant aux habitations particulières qui prennent des pensionnaires, la plus connue et la plus importante de toutes est celle du *Roi de Wurtemberg*, autrefois hôtel, et appartenant maintenant à Mr. le Dr. Haussmann qui y a établi une maison de santé et à Mr. Klunzinger. On trouve aussi à dîner l'établissement de confiserie qui est en-delà du Pont du Milieu.

Il y a des chambres à louer : A l'ex-hôtel du Cygne (près des bains); à la Pharmacie; chez Mr. le caissier Pfleiderer; chez Mr. le forestier royal du district (hors de la ville); chez Mr. le forestier de ville; chez les maîtres-baigneurs; chez Keppler (un grand établissement devant la ville) et dans beaucoup d'autres maisons. La plupart des habitants se sont arrangées de manière à pouvoir louer leurs meilleures chambres.

Les malades nécessiteux sont recueillis dans l'Asile-Cathérine. Cet établissement était autrefois l'hôtel de l'Arbre-Vert. Vers 1810, le propriétaire en faisant faire une réparation mit à découvert un vieux bassin de 330 pieds carrés dont l'eau marquait une température de $25\,^1/_2$ à 27 degrés Réaumur. Ce bassin devint un abreuvoir pour les chevaux. A quelque temps de là, le bon roi Guillaume fit acheter cette propriété et en convertit une partie en hôpital. L'institution reçut le nom de la bienfaisante reine Cathérine. Dans ces derniers temps, cet hospice fut richement doté par des souverains et par d'opulents étrangers, de sorte qu'il peut recevoir actuellement les malades pauvres du pays. Ceux-ci, une fois admis sur la présentation d'un certificat d'indigence, sont alimentés et traités gratis pendant un certain temps. Les entrées ont lieu du 1er Mai au 30. Septembre. Le premier de chaque mois, les anciens partent pour faire place aux nouveaux. Les pauvres qui ne sont pas dénués de tous les moyens d'existence ne reçoivent gratuitement que des aliments en nature, ou en aumône, et de plus, ils ont droit aux bains. Une collecte est faite en leur faveur, et les ressources que fournit la charité sont encore accrues par des dons volontaires. Une partie revient à l'Asile-Cathérine, l'autre est remise aux pauvres de la ville afin qu'ils ne viennent pas mendier auprès des étrangers.

Il existe depuis quelques années un hospice des enfants, sous le nom de *Herrenhülfe*, une annexe de l'hospice des enfants à Louisbourg. Ces deux établissements, qui n'ont d'autres ressources que les dons des particuliers, sont placés sous la direction bienveillante de Mr. le Dr. Werner. L'établissement de Louisbourg et de Wildbad est ouvert aux riches comme aux pauvres ; ces derniers reçoivent tout gratis, tandis que les premiers sont obligés à une légère rétribution. Beaucoup de familles aisées y envoient leurs enfants malades, parce qu'elles reconnaissent qu'il est plus facile de suivre dans cet établissement les préscriptions de la médecine et que les malades y guérissent plus vite.

Comme dans toutes les autres villes du pays, un maire est chargé de veiller au bon ordre et à tout ce qui peut contribuer au bien-être des étrangers. Ici ce magistrat est en même temps membre de la commission pour la surveillance des bains et du petit comité. Cette commission se compose du grand bailli et de l'administrateur des finances à Neuenbürg, du premier pasteur et de deux médecins de Wildbad. Les membres s'assemblent avant et après la saison pour délibérer sur les propositions qui ont pour but les progrès et l'amélioration des bains. Le petit comité est chargé des affaires courantes; il s'assemble aussi souvent que la nécessité le réclame. Du reste, chaque membre résidant dans l'endroit a ses obligations particulières. Le pasteur n'a pas seulement dans ses attributions le salut des âmes, il doit encore recueillir les collectes et en régler l'emploi. Le médecin des bains traite les malades de l'asile et a pour fonction principale la surveillance des bains et des maîtres-baigneurs. Le maire, outre ses fonctions civiles, a la haute surveillance sur les établissements publics; il s'occupe des modifications à y apporter dans l'intérêt public. Il est toujours disposé à prendre en considération les vœux des baigneurs, à écouter leurs plaintes et à leur rendre justice dans le cas où elles seraient fondées. On doit lui indiquer tous les voyageurs qui arrivent; il en publie la liste dans un journal; il la communique à un imprimeur privilégié de Neuenbürg, lequel publie tous les jours, excepté le dimanche, un *bulletin des bains;* le facteur se charge de recevoir les abonnements. Cette feuille contient la liste exacte des étrangers à Wildbad, Teinach et Liebenzell, ainsi que les annonces officielles et particulières. Sous la colonnade est suspendue une boîte fermée dans laquelle chaque visiteur peut jeter par écrit les souhaits, plaintes ou observations qu'il a à faire. La commission en prend note. Un concierge est chargé de veiller à l'ordre dans l'intérieur du bâtiment des bains et de donner les renseignements nécessaires.

Wildbad a été plus d'une fois désolé par les incendies. L'ancienne église, qui était à l'extrêmité de la ville, a été dévorée par l'un d'eux. Il ne restait de ses ruines, en 1845, qu'une tour; on a bâti à sa place la maison d'école. La seconde église a été construite en 1745, dans le style de la renaissance, à côté des bains; elle est assez spacieuse pour contenir les protestants de l'endroit et les étrangers. Le service divin a lieu tous les dimanches de 10 à

11 heures et de 1 heure à 2. Pendant la saison elle est également ouverte au culte catholique chaque matin, et au culte anglican chaque dimanche. Un ecclésiastique français et un autre de l'église anglicane sont régulièrement présents pour faire le service aux personnes de leur culte.

Une souscription est ouverte pour l'érection d'une église catholique, et, avant peu, Wildbad comptera un nouveau monument religieux. La société évangélique a loué un local pour y tenir des réunions religieuses.

Il est vrai, que Wildbad n'est pas un rendez-vous de plaisir; c'est un vaste établissement de guérison plutôt qu'un lieu de plaisance pour les gens qui cherchent l'amusement et la distraction. Les jeux de hazard y sont interdits; n'est-ce pas là plutôt une recommandation pour les touristes de bonne compagnie, et la jouissance d'une nature splendide doit elle être comptée pour rien? . . . Ceux qui se plaignent de l'ennui à Wildbad ne savent pas tirer parti des ressources qui s'offrent à eux. Il n'est pas difficile d'y rencontrer une société agréable et choisie dans la nombreuse réunion qu'y attirent les bains et de s'y créer des relations qui aident à passer gaîment la saison. D'ailleurs une vie calme et paisible convient à des malades, qui doivent renoncer aux divertissements bruyants pour ne s'occuper que de leur santé.

Il n'y a pas si longtemps que les baigneurs désignaient par l'élection un r o i d e s b a i n s qui choisissait à son tour une reine. Tous deux déterminaient les plaisirs de chaque journée et traçaient le programme de ce qu'on ferait en cas de mauvais temps. Les ordonnances royales étaient fidèlement exécutées. Tous ceux qui ont visité Wildbad en ce temps-là parlent encore avec émotion de ces fêtes de famille qui avaient le charme de la poésie. Mais partout de nos jours, l'idéal cède le pas à la réalité, et avec cet idéal ont disparu les anciens couples royaux, monarchie élective, idyllique et romanesque, qui au lieu de coûter des pleurs et du sang, a jeté quelque grâce et quelque charmes sur les belles solitudes de Wildbad.

Une société philharmonique donne chaque jour deux concerts: le matin, de 6 à 7 h.; le soir, de 7 à 8 dans les plus longs jours. Lorsque les jours diminuent, que les matinées et les soirées deviennent fraîches, on avance l'heure des concerts. Les visiteurs aussi bien que les malades se font une fête d'y assister, surtout le soir. Tous accourent alors, même les invalides, qui s'avancent dans leurs petits équipages ou dans leurs chaises roulantes. On se promène en causant sur la place, sur le trottoir, devant la façade des bâtiments et sous la petite colonnade. Lorsque le temps le permet, la musique joue chaque après-midi dans les lieux de récréation de la ville ou aux environs. Souvent aussi l'arrivée ou le départ des étrangers est célébrée par une symphonie, et le dimanche dans plusieurs hôtels, le concert a lieu pendant le repos. On présente un livre au visiteur, et il inscrit son nom pour la somme dont il lui convient de faire don aux musiciens. C'est le collecteur qui se charge de recevoir.

Le salon de conversation, le billard et le café, dans l'hôtel des Bains, répondent à tous les désirs qu'on a de se distraire et de passer le temps. Ce sont les lieux de rendez-vous de toute la journée, et ils sont d'une grande ressource contre le mauvais temps. Le dimanche après-midi la musique joue dans le salon du haut et il s'y forme quelquefois des quadrilles. Mais on danse peu à Wildbad, car la plupart des baigneurs souffrent de maux qui les rendent peu propres à cet exercice.

Chaque année on donne au moins un grand concert, il arrive toujours des artistes célèbres qui comptent sur une recette certaine. On a souvent exécuté, avec le concours d'amateurs des concerts au profit des pauvres.

Le cabinet de lecture de Sonnewald offre une source de distraction très variée. On y lit tous les journaux français, allemands et anglais, au besoin, on peut s'y abonner à peu de frais. La bibliothèque est composée d'ouvrages écrits dans ces trois langues; on y vend aussi des livres, des cartes, des vues du pays, de la musique et des fournitures de bureau. On peut y faire emplette de ce dont on a besoin pendant son séjour aux bains ou de ce qu'on veut emporter comme de souvenirs.

Les promenades autour des pentes de la montagne, à travers les champs et la forêt, sont charmantes. Des chemins praticables invitent les promeneurs à pénétrer dans le bois. Ce sont des échappées délicieuses sur la vallée, où l'on s'arrête pour jouir de la vue pittoresque qu'elle présente et pour entendre le murmure du fleuve qui trouble seul le silence de ces lieux pleins d'ombre et de repos Le sable qui tapisse les sentiers permet de s'y aventurer après la pluie et l'orage. Si l'on est trop fatigué, des bancs invitent à s'y asseoir. La forêt, qui est vaste et belle, est une mine d'études et d'investigations pour le naturaliste comme pour le botaniste. On pourrait y passer des mois entiers. Elle offre un attrait incomparable à qui aime la nature et qui aime à en surprendre les secrets. Lady Vavasour dit dans son ouvrage sur Wildbad: „J'ai beaucoup voyagé, mais je n'ai jamais trouvé rien de pareil. Ce lieu est unique!" Elle dépeint avec un grand bonheur l'aspect général de la forêt: „Les rochers, dit-elle, disputent aux arbres la possession du terrain. Ils ont la force en partage et restent les maîtres avec tous les avantages du droit d'aînesse. Les plus grands partisans de l'arboriculture sont pourtant forcés d'avouer que les arbres n'y sont venus que par contrebande. A force d'y croître d'année en année, ils ont fini par s'attacher aux rochers et par les dissimuler sous leur feuillage, à tel point qu'on ne peut plus les distinguer les uns des autres. La pierre se couvre de mousse comme l'arbre, et l'arbre se pétrifie à l'instar du rocher."

En côtoyant les sombres lisières des bois, on aperçoit les prairies d'un vert d'émeraude qui vaut celui des vallées de la Suisse. C'est un spectacle fort original que celui de ces petits châlets grisâtres, construits de planches, qui ressemblent à des châteaux de cartes bâtis pêle-mêle sur le versant des collines.. Les petits ruisseaux sauvages, qui descendent des hauteurs, sont utilisés pour l'irrigation des prairies. Les nombreuses sources prêtent à la contrée un charme particulier; leur gazouillement se mêle à celui des oiseaux si rares dans le pays, comme s'il voulait le remplacer. Le cours de ces sources semble on ne peut plus paisible; mais ceux qui ont assisté aux inondations de 1824 et de 1851 savent qu'il peut devenir violent et destructeur. Des champs de seigle, d'avoine et de pommes de terre s'étendent sur les flancs de la montagne.

Il y a, pour les gens impotents ou mauvais marcheurs, des chaises roulantes qu'on peut louer à l'heure ou au mois. Les ânes et les chevaux sont si rares, qu'on s'en sert peu comme monture; c'est un inconvénient auquel on n'a pas encore pu remédier. Les occasions ne manquent pas pour les courses en voiture ou les excursions lointaines.

Le système routier ne laisse rien à désirer. Un service quotidien de malle-postes et d'omnibus est organisé à Stuttgart, à Pforzheim à Mühlacker (stations du chemin de fer), points principaux que les baigneurs de Wildbad visitent de préférence. Les communications avec les autres pays sont faciles.

Le télégraphe, construit en 1856, est d'une grande utilité pour les étrangers. Il est situé dans l'arrière-corps de l'hôtel des Bains.

Des troupes de comédiens ont plus d'une fois tenté la fortune à Wildbad ; le succès n'a point répondu à leur attente. Ce n'est pas le talent qui leur manquait; mais la sympathie des baigneurs qui ne leur ont témoigné que peu d'intérêt ; d'ailleurs, la salle était défavorable; c'est ce dont on se plaint fort à Wildbad. Il est vrai que les goûts des visiteurs sont si différents, en raison de leur rang, de la variété des langues et de l'éducation, qu'il serait difficile à des entrepreneurs de les concilier et d'y trouver leur compte. Wildbad est, sous ce rapport, trop grand ou trop petit.

III. Climats, habitants, etc.

Quoique Wildbad soit environné de montagnes et dominé par les sommets qui règnent autour de la Forêt noire, le climat est plus doux qu'on ne pourrait le supposer. Disons pourtant ce qui est vrai: c'est que l'hiver y commence plutôt et y finit plus tard que dans les régions exposées au soleil. Les sommets des montagnes sont couverts de neige en Novembre et même en Mai; mais dans certains hivers la neige ne persiste pas plus de quinze jours, et, dans les froids constants, il fait plus doux dans la vallée que sur la plaine; les montagnes boisées servent d'abri, malgré la rigueur de la température. La vallée n'est exposée que de deux côtés au vent du sud et du nord, et quand ce dernier souffle, il produit dans la vallée un froid très-vif. La température moyenne de Wildbad ne s'écarte pas beaucoup de celle de Stuttgart, qui est une des plus chaudes du pays.

L'atmosphère est assez variable à Wildbad; malgré la grande quantité de pluie et de neige qui y tombe, il se rapproche beaucoup de celui de toute la Forêt noire. Il peut se faire que dans certaines années, il y tombe plus d'eau qu'ailleurs; les vapeurs retenues par les forêts, se condensent alors et retombent en pluie. En été, la chaleur y est moins étouffante qu'autre part; le courant d'air perpétuel qui règne dans la vallée, y tempère les ardeurs du soleil, et l'atmosphère s'y maintient dans un parfait équilibre. Aussitôt que les rayons de l'astre n'éclairent plus la vallée, environ deux heures avant le coucher du soleil, l'air est plein de fraîcheur et une assez forte rosée se dépose sur l'herbe. C'est le moment où les baigneurs doivent se couvrir pour éviter les inconvénients d'une trop brusque transition de température. Le mieux est de s'habiller chaudement soir et matin, ce qui n'empêche pas de porter dans la journée de légers habits d'été. Il n'est pas bon de se promener au bord de l'Enz dans les jours pluvieux ou par une soirée froide, quel que soit le plaisir que procurent le charme du paysage et le doux murmure des eaux. Les ouragans sont fréquents au printemps et pendant l'automne; ils se déchaînent ordinairement avec une telle force qu'ils courbent les pins les plus robustes, les brisent comme des roseaux, ou qu'ils les arrachent de terre avec toutes leurs racines.

Le printemps commence généralement en Mars ou en Avril. Ce dernier mois est pour Wildbad un vrai mois de délices. En Mai, on peut entreprendre une cure aussi bien et peut-être accomplir mieux que dans les mois plus chauds, où les bains plus fréquentés et plus bruyants n'offrent plus le calme souvent nécessaire.

Septembre est un des mois les plus favorables pour les cures; le ciel est alors moins chargé, et l'air plus pur que dans toute autre saison. Dès que la température se refroidit, on s'habille plus chaudement; les bains rendent la peau très accessible aux influences extérieures. Dans le cas où l'on ne se sentirait pas assez garanti contre le froid par les vêtements, on trouve à Wildbad du bois en grande quantité et l'on n'est pas obligé, comme dans d'autres pays de ménager sur le combustible. On emploie, pour le chauffage, de petits poêles très commodes. Des médecins renommés ont recommandé Wildbad même pour les cures d'hiver, et cette recommandation s'accorde parfaitement avec l'organisation des bains et le climat du pays. Même au cœur de l'hiver, de belles et chaudes journées sont favorables aux promenades.

Quand la tempête frappe la vallée, elle éclate avec une violence extrême, mais c'est un évènement rare; la vallée trop étroite laisse passer l'orage sans le retenir. La foudre ne cause jamais de dégâts; les forêts servent de paratonnerres. Le vent du nord charrie avec lui la tempête avec une rapidité furieuse et des flots de pluie sont tombés avant que l'on s'en soit aperçu ou que l'on ait cherché un abri.

La végétation commence un peu tard, mais elle se développe rapidement. La plupart des plantes cultivées arrivent à une maturité tardive, mais sûre. Par exemple les cerises communes se cueillent à la St. Jaques, et l'on trouve encore en Septembre des cerises sauvages. La floraison est aussi fort lente; les roses fleurissent encore au mois d'Août.

Wildbad n'est donc point un endroit sauvage et inhabitable comme quelques personnes se le figurent. La plupart des touristes qui sont arrivés, prévenus contre l'inclémence de ces contrées, ont été surpris de l'aspect ravissant de la vallée et de la douceur du climat. Si le pays ne semble pas riche et fécond au premier coup d'œil, on y trouve en réalité une abondante végétation et une industrie dont toutes les branches sont développées.

„L'état sanitaire du pays,“ dit Dr. Heim, dans son ouvrage, „n'est ni meilleur ni plus mauvais que dans les contrées environnantes ou dans d'autres parties qui passent pour plus salubres. La population n'est pas très-robuste, mais ce résultat provient plutôt des rudes labeurs et de la mauvaise nourriture que de tout autre cause; et c'est aux mêmes circonstances qu'il faut aussi attribuer la pâleur des gens appartenant aux classes pauvres. La plupart des malades ou se sont livrés à des travaux trop pénibles, ou se sont refroidis en travaillant dans le voisinage de l'Enz, ou bien encore ils ont commis l'imprudence de boire de l'eau fraîche ayant chaud. Les infirmes et les crétins sont rares. Il n'y a pas d'eau stagnante, et conséquemment point d'air vicié. L'eau employée dans les ménages est pure, limpide. (elle n'est pas troublée par le sous-acétate de plomb ; et l'eau de Goulard mêlée à cette eau, paraît parfaitement claire) ; il n'y a donc point de fièvres malignes. Les maladies de poitrine y sont de rares exceptions. Rien d'efficace contre elles comme les exhalaisons balsamiques des arbres résineux de la forêt. Aussi les médecins y envoient-ils les poitrinaires respirer cet air réparateur ; sous son influence salutaire, les poumons se dilatent, la poitrine se sent soulagée d'un grand poids ; la circulation du sang s'accélère, les muscles se fortifient et la digestion devient plus facile. Le moral du malade y gagne, parcequ'il voit les progrès sensibles de sa santé ; son sommeil devient plus tranquille et l'appétit augmente. On s'étonne de se trouver après peu de temps en état de supporter des fatigues qui étaient auparavant intolérables. Bien que la ville ne soit pas située à une hauteur considérable, (l'Enz coule à 1333 pieds au-dessus du niveau de la mer) on y respire pourtant un air alpestre, dont l'influence est à elle seule, indépendamment des eaux thermales, d'un excellent effet. Par de fraîches matinées, alors que le soleil levant dore les cimes des bois, des parfums résineux descendent dans la vallée et imprègnent de leurs émanations jusqu'aux bancs de verdure disposés sur la lisière de la forêt.

Les eaux de l'Enz ont la transparence du cristal; elles se colorent un moment après les pluies par le mélange des eaux de marais; on en distingue parfaitement le lit rocailleux.

Ses petits flots qui bondissent par dessus les blocs des rochers forment à chaque instant de charmantes petites cascades. L'Enz fait mouvoir une grande quantité de moulins et de scieries. Il y a, tout près de Wildbad, une papéterie importante qui occupe une foule d'ouvriers; sa disposition intérieure est assez remarquable pour mériter d'être visitée par les étrangers.

Les rivières et les ruisseaux qui aboutissent à l'Enz sont fournis d'une eau abondante qui ne tarit pas même en été pendant les grandes chaleurs; aussi les plantes du pays conservent-elles leur fraîcheur au moment même où partout ailleurs elles meurent épuisées par les longues sècheresses.

Comme nous l'avons déjà dit, les rustiques habitants de Wildbad, en général, ont le teint pâle et la physionomie mélancolique; leurs vêtements gris, bruns ou noirs attestent leur peu de richesse. Dès le petit jour, ils se rendent à leurs pénibles travaux. Les hommes coupent le bois dans la forêt pendant que les femmes cultivent les champs qui se trouvent sur les flancs escarpés de la montagne ; elles sont souvent exclusivement chargées de cette occupation. On voit aussi quelquefois les pauvres bûcherons vieux ou jeunes, traînant de lourds fardeaux, de bois ou de blés, ou les portant sur leur tête. En hiver les femmes filent le chanvre et les hommes continuent de travailler à la forêt. C'est ordinairement à cette époque qu'ils descendent le bois sur des traîneaux légers. Chaque traîneau est dirigé par un seul homme placé en avant entre les deux extrémités recourbées du véhicule. De là, se servant de ses pieds comme d'un gouvernail, avec lequel il tire ou retient, il dirige son fardeau sur un chemin en pente tracé sur la neige. Ce travail extrêmement pénible et dangéreux demande une grande expérience; pour en être capable, il faut y avoir été habitué dans sa jeunesse, les plus habiles *traîneurs* se trouvent souvent en danger. On ne peut pas faire usage du traîneau sur les chemins escarpés, même couverts de neige. On est obligé de le porter à la montée.

Une autre partie de la population s'occupe d'industrie, elle se compose de gens plus aisés et moins rustiques, qui tirent grand parti de leurs relations avec les étrangers.

Du reste, Wildbad doit, sans contredit, son état florissant à ses bains. Il s'y fabrique beaucoup d'ouvrages faits au tour que les voyageurs achètent volontiers. Les habitants ne manquent pas d'occupation, mais leurs gains sont peu considérables et les heures de la moisson durent fort peu.

Le plus net des gains opérés et des espèces qui circulent pendant la saison des bains est en parti employé aux besoins de l'hôtel ou bien s'écoule comme le petit fleuve de l'Enz et sort de la vallée. La forêt est la vraie mère nourricière d'une grande partie des habitants. Ils en abattent les arbres par milliers, les traînent dans la vallée ou font flotter les colonnes immenses destinées à la construction des vaisseaux. La forêt nourrit pauvrement les familles, mais enrichit la commune.

La petite ville de Wildbad, avec ses dépendances, compte 2300 habitants et possède 1866 arpents de forêts. Chaque bourgeois en reçoit 6 toises de bois de chauffage et la caisse communale débourse annuellement pour les pauvres 2000 florins. En

1854, 6000 florins furent mis à la disposition d'un certain nombre d'émigrants.

Les habitants aisés se reposent du tumulte et de l'animation de l'été en menant pendant l'hiver une vie fort retirée. Ils jouissent paisiblement des douceurs du foyer domestique, en s'entretenant de leurs hôtes et en espérant que la saison à venir leur apportera des avantages nouveaux.

Avec les dons des riches et les secours dûs à la munificence de S. M. la reine actuelle, on a pu ouvrir un asile pour les enfants. On l'appelle *Fondation de Pauline*, du nom de son auguste bienfaitrice. La première éducation de ces petits enfants s'opère d'une façon assez singulière. Pour les habituer à marcher en ordre les uns après les autres, on les mène à la promenade, tous tenant par intervalle une corde dont les extrémités sont tenues par les deux plus forts. La directrice marche à côté, exhortant ou défendant les plus faibles; elle a de quoi exercer sa surveillance, car il n'est pas rare que les deux malicieux guides secouent violemment la corde pour se donner le plaisir de voir tomber les plus petits.

La célébration des noces est plus simple à Wildbad que dans les autres parties de la Forêt noire ; on tire quelquefois des coups de fusil avant et après la cérémonie religieuse. Le dîner des noces est suivi d'un bal ; mais en général la fête ne dure qu'un seul jour. Les baptêmes sont encore plus simples. Simples pendant leur vie, les habitants y entrent comme ils en sortent, c'est-à-dire sans pompe. Dans les funérailles, le maître et ses écoliers ouvrent le cortège en chantant des cantiques funèbres ; puis, viennent le cercueil drapé de noir et enfin les conviés. Les proches parents suivent un à un, les autres pêle-mêle, tous s'avancent lentement vers le champ du repos. Le cimetière avec sa chapelle des morts se trouve sur la pente de la montagne à l'ombre de la forêt de sapins. De cet asile de paix on jouit d'une belle vue qui domine la vallée.

IV. Promenades et excursions lointaines.

Les environs de Wildbad ont de grands charmes pour celui qui aime la nature ; il y règne une calm qui inspire le recueillement et l'élévation des idées. On peut traverser des vallées de la Forêt noire plus riches et plus charmantes ; mais pour celui qui cherche le silence et la retraite, rien n'égale la vallée de l'Enz. Si l'on ne rencontre pas dans le voisinage beaucoup de lieux de divertissement, on peut trouver en revanche de délicieuses promenades dans la profondeur majestueuse de la forêt.

Une des moins éloignées est celle qui passe derrière l'hôtel des Bains et qui contourne la montagne en zig-zag ; elle est praticable même pour les malades qui ne peuvent se hasarder à aller bien loin ; à des distances très rapprochées sont placés des bancs d'où l'on jouit d'une très belle perspective ; seulement ou désirerait y rencontrer plus d'ombre. On s'arrête de préférence à un endroit couvert de feuillage et appelé la Belle-Fontaine, un des sites les plus charmants de Wildbad. Là il semble que dans le bruissement et les bouillonnements de l'onde on entende la voix de la nature qui nous invite elle-même à jouir de l'air pur et balsamique de la forêt. C'est un de ces lieux charmants et choisis où l'on aime à s'oublier. Il est délicieux d'y déjeûner au milieu d'une agréable compagnie.

Pour peu qu'on se sente attiré vers la forêt, on prend le sentier fleuri qui conduit à l'ombre des sapins odorants. Là on respire l'excellent air des bois qui vous arrive après avoir caressé les frais gazons et les hautes cimes des arbres. On y rencontre un poteau indicateur ; le chemin qui est sur la gauche conduit le long de la forêt dans une direction presque parallèle à sa lisière, qui rejouit le sentier de Calmbach. Si l'on passe devant le poteau, dans la première direction, la forêt s'éclaircit peu à peu et le terrain change d'aspect. On franchit un petit sentier raboteux, à travers des blocs de rochers jetés çà et là, à peine couverts de mousses et de brouissailles si épaisses qu'elles ne permettent pas d'apercevoir la terre, on est étonné d'y voir croître des arbres. Plus loin on aperçoit une maisonette construite avec de l'écorce et des branches de sapins ; elle sert d'abri aux promeneurs surpris par l'orage ou par le vent.

De là on plonge à vol d'oiseau sur toute la petite ville et ses environs. Si l'on poursuit l'ascension, l'on ne tarde pas à arriver à un rond-point dit des *sept-chênes,* qui sert d'endroit de repos. C'est une retraite où ne pénètre aucun bruit ; à peine y entend-on le murmure de l'Enz. Le frémissement du feuillage et les nuages qu'il laisse apercevoir prêtent seuls quelque animation à ce tableau. Un chemin conduit de là à la maison du forestier et aux plantations; mais on suit toujours la **première** route jusqu'à ce qu'on sorte de la forêt de pins pour arriver à la *nouvelle montée* qui, traversant des champs cultivés, nous ramène par la forêt à droite en zig-zag sur la chaussée. Quelques pas suffisent pour atteindre le Windhof. Cette promenade se fait aisément en une heure. A Windhof, la fraîcheur du soir qui commence à se faire sentir invite le touriste à retourner à la maison en suivant, cette fois, la route la mieux exposée aux derniers rayons du soleil.

Une promenade d'environ un quart de lieue s'étend à l'extrémité méridionale de la petite ville. Le duc Charles de Wurtemberg la fit prolonger, il y a environ cent ans. L'art avait peu de chose à faire pour seconder la nature, et l'embellissement s'est opéré avec goût. Cette promenade plantée d'arbres, offre à ceux qui ne peuvent gravir les montagnes ou qui cherchent à éviter la chaleur du jour, une oasis fraîche et ombreuse. Par égard pour les baigneurs peu valides, on en a interdit l'entrée aux chevaux. Une double allée disposée en charmille conduit de la rive droite de l'Enz au premier pont. En le traversant, on arrive à un long bâtiment de construction légère, appelé le *pavillon*, qui consiste en un toit reposant sur d'élégantes colonnes.

Le bâtiment est tout entier en bois et recouvert d'écorce; la société des bains s'y rassemble souvent. Une double promenade, longeant les deux rives de l'Enz, en descend. La partie occidentale de cette promenade est bordée de jeunes tilleuls; le côté oriental forme, sous de hauts marronniers, des allées ombragées au fond desquelles s'élève une masse de rochers en granit, véritable décoration naturelle couverte de tourelles en bois, d'hermitages et de chalets auxquels mènent des sentiers étroits et des escaliers de pierre tapissés de mousse. Une source jaillissante, appelée la *fontaine froide,* anime cette solitude pleine d'ombre. Deux ponts et un passage en planches joignent les deux promenades. Les personnes qui veulent rêver, lire, jouer ou même travailler, y trouvent des sièges et des tables. On entrevoit le bleu du ciel à travers les sommets des chataîgniers. La fin du jour y est délicieuse; on y jouit des derniers rayons du soleil et des premières brises du soir qui apporte avec elles des parfums régénérateurs.

L'Enz, roulant au-dessous ses ondes limpides et écumantes, berce d'un doux murmure nos pensées et nos souvenirs. De ce côté ou l'ombre domine plusieurs chemins aboutissent aux nouvelles plantations et à la maison du forestier. De la terrasse supérieure on jouit d'une vue assez étendue sur la vallée ; mais l'ombre, si nécessaire pendant les grandes chaleurs, y manque encore complètement ; on a hâte de regagner la promenade de l'Enz. Sur la rive gauche, tout près du rond-point et du pavillon, règne une plate-forme bâtie en saillie au-dessus de la rivière qui mugit, resserrée dans son lit étroit ; on aime à contempler ses ondes toujours changeantes et les jeux de son écume aussi blanche que la neige. On prend plaisir à voir passer les radeaux. Si l'on poursuit sa promenade sous les jeunes tilleuls, en traversant des prairies vertes et touffues, on atteint, auprès du passage en planche, une rotonde de hauts sapins coniques, formant l'avant-garde d'un bosquet épais planté d'arbres touffus. Des sièges et des tables sont disposés en grand nombre pour les promeneurs qui ont besoin de repos. A droite de la montagne s'étend un bois épais coupé de chemins qui serpentent, d'escaliers de pierre et de quelques cabanes qui peuvent servir d'abri en cas de pluie. C'est le Karlsberg (*Mont de Charles*), ainsi nommé en l'honneur du duc auquel on a érigé une colonne sur le milieu de la hauteur. Plus haut, en sortant des plantations, on voit une charmante maisonette, bâtie dans le genre des chalets Suisses, portant le nom de *Chaumière Suisse,* autrefois Karlsbourg, d'où l'on joint d'une vue agréable sur la promenade et ses environs. Ici passe la nouvelle route qu'on prend pour regagner le logis. En chemin on ne peut s'empêcher d'admirer un jardin offrant à tous les yeux un assemblage des fleurs les plus rares ; il appartient à Mr. Frey, maitre de la poste aux chevaux, qui a voulu faire jouir les promeneurs de son goût vif pour l'horticulture. On passe ensuite devant la charmante résidence et le ravissant jardin de Mr. le Dr. Burkhardt, médecin des bains et conseiller de cour. Un sentier commode conduit de là dans la ville, à travers les bosquets et les jardins, en passant devant l'hôtel de Bellevue.

En suivant de nouveau la promenade jusqu'à la dernière rotonde, on se trouve dans la vallée couverte de prairies. On peut prendre à gauche et rejoindre la chaussée en traversant un pont, mais comme de ce côté il y a de poussière, on préfère suivre le sentier de la prairie jusqu'aux planches qui servent de pont et qui sont posées sur un joli groupe de rochers. On peut ainsi traverser l'Enz et arriver à Windhof et à son jardin. Ici l'on se repose sous le pavillon ou sous le hangar qui couvre une partie du jardin en le protégeant contre les courants d'air. On jouit d'une agréable perspective qui s'ouvre devant la fenêtre et l'on peut causer avec les visiteurs jusqu'à ce que la servante apporte de bon lait, du beurre frais ou du café avec des gauffres; il y a aussi du vin et de la bière à la disposition de ceux qui en désirent. La musique des bains vient s'y faire entendre une fois par semaine, et, quelquefois, on peut voir tirer à la cible voisine, ou se mêler aux tireurs.

Si la soirée est belle, on peut, au retour, changer de direction et en prenant à gauche du pont de planches, suivre le sentier de la prairie, monter en zig-zag et traverser un petit bois formé de beaux groupes de hêtres et de chênes, d'où l'on découvre de magnifiques points de vue sur la vallée. On se trouve bientôt sur la hauteur d'où l'on peut gagner le *Nouveau Chemin* qui laisse errer le regard librement sur la vallée. Il conduit au-delà de la *Chaumière Suisse* dont la route nous est déjà connue. — Une autre fois, on peut monter le chemin voisin qui, près de Bellevue, traverse le nouveau chemin, gravit le sentier rapide à droite de la maison du conseiller Burkhardt; on croise le chemin servant au transport du bois; et, appuyant à droite, on traverse un jeune plant de forêts. Bientôt le chemin s'aplanit et suit la lisière du bois. De là on aperçoit la petite ville, la vallée supérieure et la vallée inférieure, qui se déroule en ligne circulaire, forme un tableau plein d'animation. Aussi a-t-on donné à ce sentier le nom de *Chemin du Panorama*. Plus loin on atteint la forêt, puis une route plus large, qui mène au *Blöcherweg* et, près du poteau à droite, on trouve la *Ravin du loup*, nom redoutable qui n'est qu'une poétique fantaisie. Un sentier commode rejoint cette route à une gorge où débouche avec bruit un torrent. Ici l'ombre de la forêt commence à devenir plus profonde; on se sent plongé dans un calme et un silence qui portent l'esprit et le cœur à la rêverie la plus douce. Après avoir passé le ruisseau, en suivant les détours du chemin qui monte à travers les jeunes pins, on remarque un tableau si bien composé par la nature qu'il fait l'admiration de tous les amateurs. Le chemin d'en bas, qui mène aux prairies, longe le cours de l'eau, passe à travers les débris de rochers jusqu'à ce qu'on atteigne le Blöcher-weg, qui aboutit à la ville, près de la Fondation de Pauline et du pont au-dessous du moulin. Quand l'on gravit le Blöcherweg et qu'on tourne à droite sur l'ancienne route de Dobel, on traverse le torrent et l'on prend le chemin opposé qui monte au près de la charbonnerie. Un peu plus haut, sur la nouvelle voie et en suivant un sentier, on rencontre une petite plate-forme avec des bancs qu'abrite un léger toit d'écorces. Cette petite localité, avec sa vue délicieuse sur la vallée et sur les rues de la ville, se nomme le *Mont de Pauline*, en souvenir de S. M. la Reine, qui y vint différentes fois lorsqu'elle était à Wildbad avec la Princesse Cathérine en convalescence; par la chaussée qui descend à gauche, on arrive à la papéterie sur le chemin de la vallée et, au delà du pont, puis à la brasserie où l'on se repose en prenant des rafraîchissements.

Si l'on continue par le *nouveau chemin* près de Karlsberg, on traverse la forêt et l'on se trouve en rase campagne. On aperçoit le *Hochwiesenhof* que l'on franchit en suivant la lisière de la forêt. A l'endroit où la forêt s'avance des deux côtés on poursuit son chemin sans faire attention aux divers sentiers de droite et de gauche. On gagne ainsi une vallée toute en prairies et entourée de forêt; elle est arrosée par un petit ruisseau d'eau vive. Un chemin servant au transport du bois conduit à la forêt aussi bien qu'aux prairies, en deça du mur de rochers et dans la vallée principale.

Si, en sortant de la forêt, on se retourne pour jeter un regard sur la vallée et les prairies, on admire les groupes pittoresques des rochers de granit à travers lesquels le petit ruisseau dont nous venons de parler déroule ses nombreuses sinuosités. Le chemin voisin de l'Enz conduit à trois maisons isolées nommées la *tuilerie* et de là à la grande route. Ceux qui veulent prolonger cette tournée d'une demi-heure, n'ont qu'à monter, après avoir traversé la petite vallée des prairies, le chemin servant au transport des bois; ils se trouveront dans une vallée où s'exerce activement l'industrie forestière. Ils y rencontreront sans doute des piles de bois qui servent aux fours à charbon et les figures noircies de quelques charbonniers.

Pour revenir à Wildbad, il faut suivre de nouveau la grande route par laquelle on est monté. Avec la prairie commence un chemin commode qui descend à droite; il débouche près d'une pépinière créée dans les forêts royales et forme une voie assez large; on la suit en descendant jusqu'au point de jonction qui conduit à un autre chemin aboutissant à la *tuilerie,* dans la vallée.

En gravissant le Blöcherweg dont il a été parlé précédemment, on arrive après une montée difficile, sur un plateau qu'il faut parcourir jusqu'au carrefour des trois chemins. Là se dresse un poteau avec l'indication suivante : *à la Fontaine froide, maison de chasse badoise.* On revient alors sur ses pas et choisissant pour la descente le chemin le plus étroit, on laisse sur sa gauche un sentier qui borde le plateau. On arrive en peu de temps à la forêt de sapins où s'offre un chemin de traîneaux, à pente douce, qui conduit de la portion supérieure des rochers formant couronne à la vallée principale. D'énormes bouquets de sapins de l'espèce ordinaire, grandissent, entremêlés de pins, autour de la montagne. A travers ce rideau pittoresque, on aperçoit à vol d'oiseau la vallée qui se déroule dans son plus merveilleux aspect. Le touriste a devant lui le Windhof qui surgit des prairies profondes ; et sous ses pieds, la montagne descend jusqu'à la rivière par une pente rapide. Lorsque la musique joue à Windhof, un vent léger en apporte les échos dans la forêt solitaire. Quant au chemin qui aboutit à la ville, il décrit d'abord mille sinuosités et se termine par une descente très rapide.

L'élévation des montagnes qui entourent Wildbad feraient croire que, de leurs sommets, un panorama plus riche et plus étendu devrait s'offrir aux regards. On éprouve une légère déception, en ne découvrant qu'un horizon de vastes et vertes forêts et qui bornent partout le regard; c'est à peine si, de loin en loin, le tableau s'élargit en des éclaircies pittoresques; pour jouir d'une vue assez étendue, il faut faire une heure et demie de chemin à pied. Cette route est praticable pour les voitures. On gravit le Blöcherweg jusqu'au tournant d'un chemin servant au transport du bois. Ce chemin passe devant la source dite *des soldats* et conduit à un point élevé sur lequel un pavillon a été construit. De là, on domine les vastes forêts qui couvrent en face le Eiachthal et les hauteurs; on aperçoit à droite le village de Dobel perché sur la crête de la montagne; et dans le lointain, quand la sérénité de l'air le permet, non seulement on distingue les ondes étincelantes du Rhin, mais aussi la chaîne des montagnes qui s'étend sur la rive gauche du fleuve. Non loin du pavillon, on vous montre les ruines d'un petit fort entouré de fossés et de remparts. Les chemins sont défendus par des talus qui ont dû servir de batteries. Cette petite fortification date de l'invasion française sous Louis XIV. Peu loin de là se trouvent la grande et la petite *Wendenstein* (pierre des Vandales). Ce sont deux rochers isolés dans le paysage et séparés l'un de l'autre par $\frac{1}{4}$ de lieue. Leur forme est remarquable en ce que leur masse colossale repose sur une base très étroite. La nature a pratiqué un creux dans l'un de ces rochers; ce qui lui donne quelque ressemblance avec une vaste chaudière. Les savants ont voulu y voir une trace de mine de fer brun et oxidé, comme il s'en rencontre fréquemment à travers le gré bigarrée. La tradition populaire prétend que les soldats français installèrent leur foyer dans cette caverne naturelle. Il est possible encore que les rochers aient servi d'autel aux sacrifices du paganisme et que la salle souteraine ait été destinée à recevoir le sang des victimes. Pour s'y rendre, il n'existe aucun chemin battu, et les services d'un guide sont indispensables. Même nécessité pour aller du pavillon sus-indiqué à *Paulinenhöhe* (hauteur de Pauline), lieu un peu éloigné où conduit un chemin à pente douce.

De la crête dite *Eiberg*, en dirigeant ses pas vers le montagne *Meistern* situé en face dans une direction toute parallèle, on peut chercher le *Riesenstein* (pierre de géant ou pierre longue). Le guide vous indiquera le plus sûr itinéraire. On remonte la promenade derrière l'hôtel des bains et l'on suit dans la forêt le premier sentier à gauche, qui débouche, après avoir décrit une courbe dans un chemin servant au transport du bois. Si l'on monte ce dernier chemin jusqu'à l'endroit où il tourne à gauche, on se trouve sur la crête étroite de la montagne. Elle est parcourue en droite ligne par un long chemin qui se dirige à droite vers le village Meistern, à gauche vers Calmbach. Après avoir fait environ cent pas dans cette dernière direction, on aperçoit, encore à gauche, et tout près du chemin un groupe de pierres large de 20 p. et long de 40 p. Il est comme enfoui dans le sol et ressemble assez exactement à une pierre sépulcrale aux propositions gigantesques. D'après la légende, c'est là que reposent les ossements du géant Erchinger dont le couvent de Hirschau conserva jadis la lourde armure. Les visiteurs ont gravé sur la pierre une infinité de noms et de dates; on remarque entr'autres les dates 1500 et 1600. Toutes ces inscriptions ont une pénible guerre à soutenir contre la mousse, le lichen et les pariétaires qui les rongent ou les cachent; à l'entour, quelques débris de pierres ont été transformés en sièges rustiques. Du reste cette fraction du paysage manque de caractère et d'étendue.

On se dirige ensuite vers le nord, en suivant le premier chemin qui longe la plaine, serpente à travers la forêt de sapins et débouche dans la vallée de la petite Enz à Calmbach. Ce trajet, qui a deux lieues de longueur, on peut raccourcir par beaucoup de chemins à gauche dont chacun conduit rapidement à Wildbad. Le retour peut se faire par le sentier qui traverse la crête de la montagne. Ou l'on descente de là jusqu'à l'endroit appelé Klein-Enzhof dans la charmante vallée de la petite Enz. C'est là que les frères Böhringer de Stuttgart fondèrent, en 1851, un établissement de produits chimiques; on y fabrique principalement de l'acide acétique (sel de saturne) et de l'acétate de chaux; à partir de là, on reprend le chemin qui longe la vallée et passe par Calmbach. La promenade dans cette vallée est des plus agréables pour ceux qui ne sortent qu'en voiture.

Si l'on veut suivre la route nouvelle en face de la maison du forestier, on arrive, sans trop se presser et après une heure de marche, à une hauteur d'où part un chemin qui circule à travers les taillis et conduit à un poteau indicateur. D'un côté, la petite vallée de l'Enz, de l'autre, Agenbach et son joli paysage. Mais en suivant à droite le chemin escarpé qui côtoie la lisière, on découvre bientôt à

la hauteur de la borne No. 210 une sapinière magnifique, et plus loin, vers le No. 213, le regard
plonge sans encombre dans la belle vallée de l'Enz.
Pour atteindre le hameau de Meistern, on rétrograde
de quelque cent pas sur le premier chemin, à travers un bois peu épais. Ne comptez pas sur les
habitants de cette hauteur pour votre alimentation;
leur denûment égale leur ignorance du confortable.
Malheur au touriste qui négligerait de se pourvoir
de vivres avant d'entreprendre cette petite tournée.
En revanche, on trouve là ce qu'on aurait cherché
en vain dans la vallée; une vue merveilleuse qui
s'étend sur toute l'Alb-Souabe; la place la plus
favorable pour jouir du paysage est l'auberge située
à l'extrêmité du hameau. Si l'on marche encore
pendant trois quarts d'heure sans faire halte au
village de *Hühnerberg* qui borde le chemin, on
atteindra les ruines du castel *Vogtsberg*, penché sur
une taillie de la montagne, circonstance qui ajoute
encore à sa beauté romantique. Ces ruines pittoresques dominent la petite vallée supérieure de l'Enz
et l'horizon ne manque ni d'air ni d'étendue. De
Meistern, on traverse la forêt de Léonard, et,
après une descente d'environ 300 pas on rencontre une chaussée commode qui passe au-dessus

de Windhof et débouche dans la route qui mène à la vallée.

Le visiteur qui veut mieux connaître les détails de la vallée elle-même, doit se rendre d'abord au village de Calmbach où plusieurs chemins le conduiront. Toutefois il est plus court de choisir la chaussée nouvelle, garnie d'un trottoir qui longe la rive gauche de l'Enz. Si cette route est avare d'ombre, en revanche elle offre sur la rive droite des groupes de rochers très dignes d'admiration et la forêt dans un de ses aspects les plus riches. Il est, sur la rive opposée, un deuxième chemin qui servait autrefois aux chaises de poste, malgré les collines qu'il faut monter et descendre. Du même côté, mais sur un plan un peu plus élevé, un sentier conduit également à Calmbach.

Si, partant de Wildbad, on gravit le Kappel-berg, petite hauteur dont le sol est pavé avec quelque soin ; un chemin pierreux et pénible pour les promeneurs s'offre à leur droite ; mais il présente l'avantage de conduire directement à Klein-Enzhof. On laisse ce chemin pour prendre à gauche un sentier charmant qui entre dans la forêt après avoir longé les murs du cimetière. En deux endroits on rencontre des chemins qui descendent vers l'ancienne route et montent à droite vers la hauteur. Le premier des derniers, un poteau l'indique, permet de monter dans la direction de la vallée en suivant les saillies de la montagne. Ce charmant trajet découvre aux promeneurs divers aspects très pittoresques de la vallée et de la petite ville. Il se prolonge ainsi jusqu'au Windhof, si l'on n'aime mieux retourner au pavillon derrière l'hôtel des Bains.

Que cette fois le visiteur continue sa route toujours dans la forêt par le sentier de Calmbach, il jouira bientôt d'une agréable vue dans la vallée ayant en face de lui Calmbach et d'autres lieux qui intéresseront sa curiosité. Le sentier, après avoir décrit quelques détours, débouche à l'intérieur même de Calmbach; la population de cette commune est de 1630 âmes environ ; ce village forme le centre de plusieurs vallées; et c'est là que viennent aboutir la grande et la petite Enz ; deux petits ruisseaux descendent des collines adjacentes et confondent leurs eaux non loin de l'endroit où se séparent les deux routes de Calw et de Pforzheim. Calmbach est devenu l'un des centres les plus importants pour le commerce du bois. C'est sa position excellente qui lui vaut ce privilège. Tout le bois qui se coupe dans la forêt à six lieues à la ronde, aboutit à cet entrepôt et pour ne parler que de Wildbad et des environs, il descend annuellement de cette localité 20,000 toises de bois destiné au commerce. On trouve à Calmbach plusieurs scieries importantes. La principale industrie de la population consiste dans la préparation et le flottage du bois. C'est à l'auberge du Rössle (petit cheval) située près de l'église que descendent le plus ordinairement les voyageurs venant de Wildbad. Elle est située au milieu d'un jardin et la cuisine y est confortable, on y mange notamment des truites délicieuses. A l'autre extrémité du village, l'hôtel du Soleil jouit d'une certaine réputation; mais il n'a pas de jardin.

De Calmbach, la route conduit à Höfen. Il faut une grande demi-heure pour arriver à ce village si agréable par ses jardins qui encadrent de gracieuses habitations. C'est là que demeurent les riches marchands de bois, dans les bâtiments qu'ils ont fait récemment construire et dont l'élégante architecture ne déparerait pas une ville. Comme à Calmbach, presque tous les habitants s'occupent de l'exploitation du bois de flottage. Deux bonnes auberges reçoivent les visiteurs de Wildbad; les piétons prennent d'ordinaire le sentier qui longe la rive gauche de l'Enz sans s'arrêter à Calmbach. Neuenbürg, chef-lieu du district, est situé à cinq quarts de lieue de Höfen. Les principaux hôtels sont l'hôtel de Bœuf et l'hôtel de la Couronne (Poste). C'est là une charmante petite ville que sa position dans la vallée étroite et profonde de l'Enz rendrait déjà pittoresque ; mais elle a, en outre, des jardins délicieux et sur la saillie principale un vieux château qui est devenu le siège du département des finances et des forêts. A peine a-t-on fait cent pas qu'on découvre les ruines d'un autre castel, cachées sous une tapisserie de lierre et de pariétaires. Çà et là, plusieurs fabriques et d'importantes tonneries. Il ne faut pas oublier la fabrique de faucilles, qui se trouve sur l'Enz, à un petit quart de lieue de la ville.

De Neuenbürg, une route passant par Schwann, Neusatz, Rothensol, *Herrenalb* et Loffenau, aboutit à *Gernsbach* et à *Bade*. Par un autre chemin, on arrive en deux heures à *Pforzheim*, petite ville située au confluent de l'Enz et du Nagold. La population composée de 12,000 habitants, excelle dans diverses industries, dans la bijouterie notamment. On montre aussi, comme curiosité, ce qu'on appelle *monument des quatre cents de Pforzheim.*

La route de Wildbad à Dobel commence près

de la papéterie, passe près de la Paulinenhöhe et s'engage ensuite dans la forêt. Trois quarts d'heure après elle descend la vallée romantique de Eiach près de Eiachmühle, où il est d'usage de se rafraîchir, le trajet a déjà duré une heure et demie. Après avoir pris à droite un sentier qui suit une pente rapide, on atteint le village de Dobel en moins de trois quarts d'heure. Ce village est situé sur le Dobel, un des plus hauts points cultivés de la Forêt noire. L'élévation au-dessus du niveau de la mer est de 2249 pieds. Du Lerchenkopf, sommet principal de la montagne, à une demi lieue du village, on jouit d'un panorama splendide qui embrasse le Rhin, les Vosges, l'Odenwald et le Kaiserstuhl. Quand le ciel est très pur, on aperçoit même la cathédrale de Spire. L'auberge du Soleil est la meilleure du village.

De Dobel, un chemin vous conduit en une heure au village de Herrenalb. Après une si longue course dans la forêt, l'œil se repose avec plaisir sur une contrée riante et paisible. La petite rivière l'Alb serpente et glisse joyeusement dans la direction de Frauenalb. On appelle ainsi un ancien couvent, situé aux environs, sur le territoire Badois. Jadis, il existait aussi à Herrenalb un riche couvent de l'ordre de Citeaux. Fondé en 1148, il fut détruit en 1642; quelques ruines témoignent encore de sa belle architecture. Dans l'église, on remarque le monument du fondateur du couvent, Berthold d'Eberstein. Une partie des bâtiments a été reparée et consacrée il y a quelques années pour un établissement médical; les malades y sont soumis à un traitement d'eau froide et de petit lait; sa belle situation, sa richesse en eaux vives dont la fraîcheur et la composition chimique jouissent des vertus très appréciées par les médecins, enfin, les forêts aromatiques de pins et de sapins qui l'entourent de tous côtés lui ont valu le nom de Græfenberg de l'Allemagne du Sud. A une heure et demie de là, après avoir traversé les rochers pittoresques de Falkenstein, on arrive à un rocher du nom de Mautzenstein, situé sur la hauteur et recouvert de mousse et de bruyères. A cet endroit, le paysage s'élargit, on découvre la vallée du Rhin et de la Murg; on distingue même à l'œil nu, la cathédrale de Strasbourg. Un autre rocher très escarpé et très pittoresque se dresse à un petit quart d'heure de chemin, on le nomme le *Bœrenstein*, parcequ'il ressemble beaucoup à une caverne d'ours. Pour rentrer à Wildbad, il faut suivre le chemin qui passe devant

le village de Bernbach, circule autour du Kullen-
mühle et s'engouffre sous les rochers de Falkenstein. — De Herrenalb, un sentier appelé Prinzenpfad
conduit en cinq quarts d'heure au Lerchenkopf et
à Dobel ; sur la route, on rencontre la *Aschenhütte*
(hutte aux cendres). — Une autre route: on marche ¹/₄
d'heure pour se rendre à Gaisthal, à travers une
vallée étroite et très pittoresque. Il existait il y a
quelques années dans ce village une verrerie qui a
été transporté plus tard à Gaggenau. A côté se
trouvait une source d'une température fort élevée;
le propriétaire de l'établissement l'a fait combler.
En 1824, on la découvrit de nouveau, mais cette
fois elle fut détruite par la grande inondation; dans
les derniers temps on a découvert quelques traces
de cette source thermale. On monte de là à la
Thellwiese, métairie ressemblant à un château; puis
on descend pendant une heure encore le Grafenweg.
Après avoir marché pendant une demi-heure sur un
terrain marécageux, on atteint la Teufelsmühle
(moulin du diable), haute crête de montagne à **2842**
pieds au-dessus de la mer, de laquelle on jouit d'une
vue unique et très étendue. D'énormes morceaux
de grès gisent çà et là; un de ces blocs paraît avoir
été scié à plusieurs pieds de profondeur. En revenant

on passe par une petite cascade, devant les *sept chambres du diable*. On appelle ainsi les grottes creusées sur le versant de la montagne. Voici ce qu'en dit la tradition antique et ingénue: „Certain jour le Diable quitta l'enfer et se rendit près de Gernsbach; il se posta sur un rocher appelé la *tribune du diable* et de là tint de terribles discours au peuple pour le séduire; la foule accourut, le diable eut un grand auditoire. Dieu en fût mécontent. Il donna ordre à un ange d'aller occuper le rocher opposé appelé *tribune de l'ange*. Les paroles divines ramenèrent le peuple au bien et le détournèrent des crimes conseillés par le sermonaire infernal. Là dessus Satan devint furieux; il s'élança sur une haute montagne qui était près de là et y construisit un moulin ayant sept chambres, ce travail se fit avec un horrible fracas; pour en venir à bout, il brisait des morceaux de rochers, et en précipitait d'autres dans la vallée. L'ange, troublé par ce bruit, ne put plus se faire entendre de ses auditeurs qui s'éloignèrent avec effroi. A ce spectacle, Dieu saisi d'indignation, s'empara de Satan et le lança si violemment contre un rocher qu'on y voit encore l'empreinte du pied crochu. Ainsi finit le tapage; l'esprit malin se tint tranquille, les rochers se reposèrent," — et le tremblement de terre était fini.

De cet endroit, on arrive sur la route qui conduit de Herrenalb à Loffenau, grand village qui s'étend dans une profonde vallée; on y trouve des arbres fruitiers et des vignobles. Le plus court chemin de Wildbad à Bade-Bade traverse Dobel. Cette route est pleine d'intérêt. Une voiture mène en sept heures de Wildbad à Bade. Il y a aussi un chemin de traverse qui conduit en six heures à Bade, en remontant par la petite vallée de Rennbach et en passant par Lehmannshof et vers le Dürreichenbach; on appuie un peu à droite, on traverse la crête de la montagne et l'on suit un sentier rapide qui descend dans la vallée de la Murg, passant par Reichenthal ou Lautenbach; mais il faut bien marcher et avoir un bon guide. On peut aussi, pour se rendre à Bade, gagner la vallée de la Murg, en passant par la maison de chasse Badoise ou à pied, par Neuhaus. On peut encore monter la vallée de l'Enz, descendre de Besenfeld dans la vallée de la Murg dont on parcourt la plus belle et la plus romantique partie; ce chemin qui est admirable est le plus long de tous.

Les visiteurs peuvent aussi se faire conduire à

Enzklösterle. On y va en une heure et demie par un bon chemin, en remontant la petite rivière. Les deux côtés du chemin sont pittoresques et bordés d'une prodigieuse quantité de bois symétriquement rangés par piles. Ce bois est destiné au flottage. Le Kegelbach coule bruyamment dans un lit large et rocailleux et se précipite dans l'Enz. Des groupes de maisons éparses forment le petit village d'Enzklösterle. Le couvent des religieux y fut fondé en 1145 par le chevalier de Hornberg et vendu en 1323 au comte Eberhard de Wurtemberg. Il était déjà détruit en 1445. On n'en trouve plus d'autres traces qu'une porte de cave surmontée de cette inscription: 1610 M. K. — L'église en style roman et le presbytère, bâtis en 1852, sont dignes de l'attention des voyageurs. Une bonne auberge les invite à se reposer. A gauche d'Enzklösterle, une excellente route conduit à Altenstaig et à Nagold. Près du village de Simmersfeld, il y a une élévation de 2601 pieds au-dessus du niveau de la mer, d'où l'on jouit d'un merveilleux point de vue; on aperçoit à travers la Forêt noire, une grande partie de l'Alb-Souabe.

En remontant la vallée d'Enzklösterle, on arrive en trois quarts d'heure à Gumpelscheuer, hameau isolé. Ici, vous prenez un guide qui vous conduit au long du lac froid en une heure et demie dans l'intérieur de la montagne entre les vallées de l'Enz et de la Murg. Une clairière située sur la hauteur vous permet de dominer la vallée de la Murg qui semble plongée dans un profond abime. Les sites de cette vallée deviennent très-romantiques près du village de Schwarzenberg. L'escarpement des rochers qui sont presque à pic en font presque un immense ravin. Ajoutez à ces détails les ruines du château de Königswart qui se trouvent dans le voisinage. Il ne faut qu'une demi-heure pour aller de là au hameau et à la verrerie de Schönmünzach. De là on poursuit son chemin par la vallée de la Murg, ou l'on traverse la vallée pierreuse de la sauvage Schönmünzach, au pied de Katzenkopf, montagne élevée de 3612 pieds, à neuf lieues de Wildbad. Si vous vous sentez le courage de la gravir, la vue la plus belle et la plus étendue vous récompensera de vos fatigues. En face de vous s'étendent le terri-toire badois, une grande partie du Rhin, l'Alsace, les Vosges ; à côté, la Forêt noire ; derrière vous, l'Alb, et, quand le temps est pur, des montagnes de la Suisse. Sur cette hauteur vous rencontrez le Mummelsee, si célèbre par ses traditions. En des-

cendant vous pouvez atteindre le couvent Allerheiligen, ses célèbres cascades, et plus loin les bains
du Renchthal et ceux de Rippoldsau. —

La nouvelle chaussée qui conduit à la maison
de chasse, sur le territoire badois, quitte à droite
la route d'Enzklösterle, au-dessus de la métaierie
Kälbermühle et entre dans la forêt. Vous arrivez
par un chemin un peu escarpé au hameau Sprollen-
haus, puis, par une montée douce et en côtoyant le
Kegelbach, vous atteignez en deux heures et demie
le but indiqué. De bons piétons peuvent traverser
la rivière près de la *tuilerie*, prendre le chemin
destiné au transport du bois et la suivre toujours
jusqu'au débouché de la vallée latérale. En face,
on découvre, dans un beau panorama l'Enz et le
Lautenhof. Entrez dans le sentier, qui descend un
peu et côtoie la forêt; suivez pendant quelque temps
ce sentier, élevé un peu au-dessus de l'eau et vous
arrivez à une forêt de sapins pleine d'ombrage, en
passant près d'une maison isolée au milieu des
champs et des prairies. La route longe la rive
gauche d'un ruisseau qui fraie sa route, en mugis-
sant, à travers détroites sinuosités, se précipitant
tantôt ici, tantôt là par dessus les rochers. Cet
enfant libre de la nature a été rendu aussi tributaire,

et ses eaux limpides charrient plusieurs fois par an des milliers de toises de bois. A peu de distance est une éclaircie; on y remarque une digue de pierre déstinée à contenir dans la vallée l'eau nécessaire à ce transport. Un chemin assez large est pratiqué sur la rive gauche pour le chargement du bois; il conduit à une ravine où l'on entend le sourd mugissement de l'eau qui lutte obscurément contre de grandes masses de rochers. Ces rochers couverts de mousse présentent à l'œil l'aspect le plus pittoresque et le plus varié; leurs mille nuances se dégradent depuis le vert de l'émeraude jusqu'aux tons noirs du silex. De vieux sapins projettent leurs ombres gigantesques des deux côtés de la forêt. Ici gît un tronc d'arbre; plus loin, est son panache verdoyant, abattu par l'orage ou par le bûcheron. Dans le courant même flottent avec l'eau grossie par la fonte des neiges ou par une lavasse, des tronçons de futaie, s'arrêtent par intervalles et forment des digues. D'un côté du chemin se trouve un gisement de pierres entassées pêle-mêle; de l'autre, c'est un charmant tapis de mousse qui revêt d'autres fragments de roche. En montant toujours, on rencontre un pont qui conduit de l'autre côté de l'eau. La forêt change d'aspect; de maigres pinastres remplacent les sapins majestueux ; le chemin devient plus escarpé ; au-dessous roule l'eau toujours mugissante. La montée devenant plus douce aboutit à un sentier et passe près de la hutte abandonnée d'un charbonnier. C'est au bas de ce sentier que l'eau jaillit ; la source se trouve à quatre-vingt pas en deçà ; et là où le nouveau chemin finit, on entend encore le grondement souterrain de l'onde bouillonante. Suivez vers l'ouest la montée peu fréquentée et jetez de temps en temps un regard en arrière ; vous embrassez d'un seul coup d'œil presque toute l'Albe-Souabe. Au sommet, le chemin tourne à droite en formant un angle aigu, passe près d'une pépinière ; puis, après avoir traversé pendant quarante minutes un terrain marécageux, entrez dans une route longue et droite qui se dirige vers le Nord. On franchit ce chemin, sans pourtant le perdre de vue, car on peut en avoir besoin pour revenir ; puis, après avoir passé près d'un bouquet de pins de montagne, on atteint les limites de Wurtemberg et de Bade. Si le terrain est humide, on franchit le fossé limitrophe et l'on entre dans un chemin large destinée au transport du bois et couvert de masses de pierres. Ce chemin nous conduit autour de „Horn" en décrivant un cercle. Partout où la route se bifurque, des pierres ou poteaux indicateurs signalent aux voyageurs le but de sa route, la maison de chasse badoise. Lorsque le terrain est sec, on prend le sentier à gauche de la hauteur, et après avoir franchi quelques rochers, on aboutit à un terrain marécageux en côtoyant deux fossés; à gauche on trouve un épais bouquet formé par des pins de montagnes; tout autour, l'espace libre, le ciel et la forêt. À mesure que l'on monte, la marche devient moins facile et l'on enfonce un peu; mais bientôt après on atteint la hauteur d'où l'on descend au Lac Sauvage (*Wilder See*) qui a quinze à vingt arpents d'étendue. Il était beaucoup plus grand, il y a quarante ans, alors qu'il ne formait qu'un seul Lac avec le Hornsee maintenant desséché. On ne voit ni oiseaux se baigner, ni poisson nager dans ses eaux tristes et marécageux. Presque jamais de brise; on dirait que le vent craint de les caresser. Tout respire l'abandon sur ses rives où règne un silence de mort; quelques maigres roseaux y végétent seuls. La mélancolie de ces lieux désolés est encore augmentée par l'aspect des vastes forêts qui assombrissent au loin l'horizon. Cette solitude produit sur le voyageur une impression profonde. C'est l'immobilité même et le néant. De l'autre côté du lac on aperçoit quelques plantations de bouleaux;

ces rameaux qui tremblent d'ordinaire au moindre souffle ne frémissent plus à minuit dans ce grand repos et son spectacle est unique et terrible. L'œil ne découvre que de pauvres bruyères éparses çà et là, ou bien encore les restes d'un sapin consumé par l'incendie.

Si vous avancez, vous ne rencontrerez que le cahos et la mort. Vous marcherez bien des heures dans ces parages sans rencontrer un seul oiseau, si ce n'est une alouette solitaire qui s'envole de temps à autre. On finit par s'habituer à ce funèbre repos et par redouter l'apparition d'un être vivant. Tel est le Wildsee.

Diverses légendes circulent sur ce Lac Sauvage; voici celles que nous avons pu recueillir. Il y a bien des siècles, cette localité fut habitée par des êtres surnaturels, Ondines ou Sylphides, pleines de charmes et de séduction et qui s'ébattaient volontiers avec les jeunes pâtres de la contrée. Elles leur apprenaient des chants magiques et finissaient par les attirer dans le lac; souvent aussi ces Nymphes se glissaient inaperçues la nuit dans les cabanes et, sans être vues des bonnes femmes, elles les aidaient à filer. On raconte encore qu'un beau cavalier montant une superbe bête se précipita un jour dans le lac et disparut aussitôt ; son chapeau après être resté quelques instants à la surface, ne tarda pas à suivre son propriétaire. Il y a aussi un musicien magique qui se fait entendre souvent sur le lac, mais ses mélodies n'annoncent que des malheurs !

Tout près du lac le sentier passe par un petit fourré de sapins. Après avoir coupé le grand canal qui conduit l'eau de l'Eiach, le sentier, tournant à droite, traverse un marécage. De petits ponts très étroits permettent de franchir un grand nombre de fossés et l'on arrive au chemin servant au transport des bois, dont nous avons déjà parlé, et qui monte à gauche. On laisse la pépinière à gauche, on évite un chemin qui passe à sa droite, et l'on continue à gauche sans s'engager dans les autres qui se croisent devant le voyageur. Après un quart d'heure de marche dans la plaine on descend rapidement, on atteint la maison de chasse Badoise (2,645 pieds au-dessus de la mer) nommée fontaine froide (Kaltenbrunnen) et de là vous rentrez à Wildbad.

Les princes souverains de Bade viennent souvent chasser ici. Le forestier chargé de la surveillance tient une auberge et c'est justice de rendre hommage à son vin et à sa cuisine. Pendant que l'on fait préparer le repos, on a le temps de faire une promenade d'une demi-heure à l'Ouest. Vous traversez en montant un petit bois et par un terrain marécageux couvert de bruyères. Vous atteignez le Holohkopf (3280 pieds au-dessus de la mer).

Pour faire jouir le voyageur de l'ensemble du paysage, on a construit dans cet endroit un bâtiment avec balcon d'où l'on découvre les vignobles, les forêts, les châtaigniers et les arbres fruitiers de la vallée de la Murg. On oublierait presque que l'on se trouve sur une des plus hautes cimes de la partie septentrionale de la Forêt noire. Contraste admirable et frappant surtout au mois de Mai. Voici la vallée de la Murg, peuplée de riants villages; le fleuve qui serpente à travers de vertes prairies en courant à la rencontre du Rhin; en face, le château d'Eberstein, les ruines d'Alt-Eberstein, la montagne de Mercurius et les monts qui enclavent la ravissante vallée d'Oos et Bade. Au fond, on aperçoit Rastadt et, quand le temps est clair, la cathédrale de Strassbourg, et quelques échoppées sur le Rhin. Les cimes bleuâtres des Vosges encadrent les derniers plans. Si l'on fait environ cent pas, vers le nord de la crête, on remarque la chaîne de l'Alb. — En partant de la maison de chasse, il ne faut pas plus de deux à trois heures pour gagner Herrenalb, en prenant la route de la vallée de la Murg. Le chemin qui parcourt le plateau au nord conduit dans le voisinage du *Moulin du diable* en passant la frontière. Ce chemin descend rapidement et passe à droite d'une paroi de rochers, dans le Gaisthal; il mène de là à Herrenalb. — Pour retourner à Wildbad on peut prendre la route de la maison de chasse et passer par Sprollenhaus ou suivre le chemin à travers la forêt *„um's Horn"*, lequel nous mène sur la route droite et longue précédemment indiquée. Après l'avoir parcourue pendant une heure et demie, on prend à droite un chemin très fréquenté qui aboutit à la tuilerie, dans la vallée de l'Enz: un autre chemin, qui se bifurque à droite, à un quart d'heure de là, conduit à Grünhütte (*cabane verte*); l'endroit ainsi nommé se compose de 4 maisons isolées, habitées, il y a quelques siècles par deux ou trois familles tyroliennes. La perspective qui est magnifique, s'étend au loin sur l'Alb-Souabe. Après une heure et demie de marche, on se retrouve dans la vallée de l'Enz.

On peut encore prendre, en quittant ce chemin droit, une autre direction, c'est le deuxième chemin tournant à gauche; on traverse un petit bois de pinastres, et une demi-heure après, on entre dans une grande forêt de hêtres et de sapins. Les sapins surtout atteignent une hauteur extraordinaire. Le terrain est couvert de fine et de courte oseille; lorsque le soleil projette ses rayons sur ce tapis de verdure, il produit l'effet d'une illumination d'émérandes. Suivez le chemin qui descend, vous arrivez au petit Pont du Lion sous lequel coule une eau brune. De là prenez un chemin à pente douce pour retrouver le point que nous avons indiqué, dans une précédente excursion, vous reviendrez sur vos pas en passant le Blöcherweg.

Il nous reste encore à parler de la vallée de Nagold et de ses bains, etc. Pour y arriver on passe par Calmbach, qui possède depuis 1842 une belle chaussée conduisant à Calw; cette chaussée monte insensiblement jusqu'au plateau de la montagne et par une pente douce redescend vers le village d'Oberreichenbach. Ici on traverse la route à droite et on arrive au village de Röthenbach; près de Zavelstein la voiture monte jusqu'à Teinach la route rapide et dégarnie d'arbres; mais les voyageurs se rendent par la forêt à pied à Zavelstein; c'est la plus petite ville du pays, elle est remarquable par les ruines de son château. Après avoir admiré une belle perspective et fait halte à l'auberge du Cerf,

où en été se trouvent toujours des étrangers auxquels on a prescrit l'air pur et le petit lait, nos
voyageurs descendent le sentier rapide qui conduit
à Teinach (½ heure). De Wildbad à Teinach il
faut en voiture 3 heures de route. On revient, pour
diversifier la traversée, par la vallée de Teinach et
de Nagold, en passant par Calw, ville sur la Nagold
située dans une profonde vallée (hôtel et poste: *Cor
de Chasse*). Les habitants de Calw s'adonnent à
l'industrie: leurs manufactures de laine qui datent
du quatorzième et du quinzième siècle, ont quelque
réputation, ainsi que leurs tanneries et leurs tein-
tureries. Calw est le siège d'une société de mission;
des dons gratuits sont envoyés à cette société par
la moitié de l'Europe. Sur une montagne dominant
la ville, il reste encore des traces du château de
Calw détruit depuis longtemps. En descendant la
vallée de Nagold on arrive en une demi-heure au
village de Hirschau connu par ses fabriques et par
les ruines de son couvent, autrefois très renommé.

Voici d'après la légende comment fut fondé ce
monastère: En 645 vivait à Calw une dame noble,
pieuse et riche, nommée Helizena, veuve et sans
enfants. Elle pria Dieu de lui révéler de quelle
manière elle devait employer sa fortune pour lui

être agréable. Un rêve lui montra, dans une vallée solitaire, trois pins, sortant d'un même tronc et une voix lui cria: sur la place où tu verras trois arbres, bâtis une église! — Le lendemain elle sortit pour chercher cette place, la trouva et y fit élever une église. Le comte Erlafried de Calw construisit de 830 à 838 un couvent près de cette église. En 1083, sous l'abbé Guillaume le couvent était très florissant; le nombre de ses moines s'accrut et bientôt ses bâtiments ne purent suffire à leur population. L'abbé en fit bâtir, de l'autre côté du Nagold, un nouveau dont on voit encore aujourd'hui les ruines. Moines et laïques, hommes et femmes, travaillèrent à cette construction qui fut achevée au bout de neuf ans; 260 bénédictins y firent leur demeure, menant une vie pleine de picté et de paix, et cultivant uniquement les sciences. Un grand nombre d'hommes savants sortirent de ce couvent: il était riche en objets d'art; des vitraux peints ornaient les croisées; 197 tableaux rappelant des sujets de l'histoire sainte et les portraits de tous les souverains jusqu'à Charles V., garnissaient les murs de l'église. Dans l'auberge de l'*Agneau* on voit encore un vitrau peint jadis suspendu à ces voûtes sacrées; beaucoup d'autres furent transportés à Monrepos près de

Louisbourg. Dans une des chapelles contiguës **on** conserva longtemps l'armure de cuir d'un géant, hôte des montagnes.

La vie des moines devint desordonnée et ruina leur fortune; par suite d'une mauvaise gestion le couvent fut grévé de dettes; en 1395 ses revenus ne pouvant suffire aux besoins des religieux, ceux-ci furent obligés de chercher asile ailleurs. En 1457 seulement, un nouvel abbé fut nommé et rétablit l'ordre. En 1525, le couvent fut pillé pendant l'émeute des paysans. En 1535, il subit une grande réformation et l'abbé Jean, après avoir donné sa démission, y vécut en simple moine. En 1556, le duc Christophe fit du couvent une école protestante; on lui attribue aussi la construction d'une maison de chasse; d'autres historiens, fondant leurs assertions sur le chiffre 1592, attribuent sa construction au successeur de Christophe, mort en 1568. La guerre de trente ans ayant rendu à l'église catholique ses vieux droits, les religieux rentrèrent alors dans leurs possessions; la paix de Westphalie vint les en chasser de nouveau, et le couvent fut rendu aux protestants. Jusqu'en 1662 l'école réformée y fleurit en paix. Ensuite on la transféra à Denkendorf, après que Mélac en 1692 eut détruit de fond en comble le magnifique édifice et ses dépendances. Quelques restes noircis, à moitié dévorés par les flammes témoignent encore de sa splendeur passée: une tour, quelques murailles, maintenant transformées en jardins, et celles du château de chasse, d'où sort un orme magnifique qui étend ses rameaux sur les ruines subsistant encore. Une ancienne chapelle sert d'église aux pieux villageois.

A trois quarts de lieue de Hirschau se trouvent les bains de Liebenzell. Pour rentrer à Wildbad, il faut 3 heures et demie. On revient sur ses pas en passant la nouvelle route par Oberreichenbach. De bons piétons peuvent abréger le chemin en passant par Schömberg et Calmbach.

Pour se rendre à Wildbad pour Teinach on peut aussi suivre un sentier passant par Klein-Enz-hof, Würzbach, (il y a près de ce dernier village une riche tourbière qu'on n'a pas encore su utiliser jusqu'à présent) Röthenbach et Zavelstein. Ce chemin est beau, mais pénible à suivre, il passe à travers des montagnes et des vallées, des ravins et des forêts; c'est par là que s'enfuit jadis le comte Eberhard. — A la St. Jacques (25 Juillet) les habitants de Teinach s'amusent d'une manière assez originale en faisant courir les ânes et en dansant le Hahnentanz (danse pour prix d'un coq). Le village est fort animé ce jour là.

Les amateurs d'archéologie ne doivent pas négliger de s'arrêter à Maulbronn, station après Mühlacker; le couvent qui s'y trouve est bien digne de leur attention; ils peuvent s'en procurer la description et des images à la librairie de Wildbad.

En parcourant ainsi les environs de Wildbad, le touriste dessinateur rencontre plus d'un site romantique, plus d'un groupe d'arbres dignes d'être reproduits par le crayon. S'il visite la librairie et le cabinet de lecture de Wildbad, il pourra enrichir son portefeuille de jolis dessins qui lui rappelleront ces belles vallées et ces vertes forêts dont le souvenir reviendra plus d'une fois le visiter.

V. Histoire de Wildbad.

Quand? Comment? Par qui, les sources de Wildbad ont-elles été decouvertes?

Voilà ce que se demande tout étranger qui visite ces contrées. Malheureusement les premiers temps de Wildbad sont enveloppées d'obscurité;

nous n'avons à cet égard que des traditions vagues et des hypothèses.

Wildbad a dû avoir ses archives. Mais il est probable qu'elles furent détruites dans les incendies successifs de 1367, 1454, 1509, 1525, 1645, 1742. Ce qui semble confirmer cette hypothèse, c'est qu'il est prouvé qu'une lettre portant privilège donné à la ville par l'empereur Maximilien I. devint en 1525 la proie des flammes.

La découverte des sources thermales est due, s'il faut en croire la vieille chronique de G. Etschenreuter 1517, à un accident singulier. L'emplacement d'où jaillissent aujourd'hui les sources, aurait formé jadis un lac. Un jour des chasseurs qui traquaient un sanglier blessé, virent l'animal poursuivi à outrance se précipiter dans le lac et y laver ses blessures. Cet instinct du sanglier leur révéla la vertu des eaux, en même temps qu'ils en découvraient la source. Un tableau, représentant cette scène de chasse, a été conservé, et on pouvait le voir au bains des hommes. L'auteur d'une description de Wildbad, publiée en 1819 prétend qu'une peinture de la voûte représentant un sanglier se vautrant dans la fange et tenant en l'air sa patte blessée n'est qu'une allusion à cette légende. Une inscription latine, datée de 1529, attribue à cette tradition l'origine du nom de Wildbad qui signifie *bain sauvage;* mais on peut expliquer ce nom également par la situation des sources, au milieu des forêts et de contrées sauvages. Cependant il est plus vraisemblable de s'en tenir à l'étymologie primitive du mot Wildbad qui était le nom donné à tous les bains dont les propriétés et les vertus sont naturelles. On a supposé que les Romains connaissaient déjà Wildbad; mais d'en douter est plus que permis, malgré la vieille chronique Würtembergeoise du Dr. Deucer, dans laquelle on lit les détails qui suivent: „Wildbad est situé sur l'Enz, au milieu d'une plaine verdoyante et fertile qui se trouve encaissée dans une ceinture de forêts et de hautes montagnes. A l'époque où ce pays fut découvert, 212 après J. C., il était sauvage, couvert de forêts incultes et rendu très dangereux par la quantité de bêtes sauvages, de voleurs et de brigands qui l'infestaient. On commença dès lors à bâtir des établissements publics, des bains, des églises, une maison de ville, un château; et plus tard des constructions de tout genre s'ajoutèrent aux premières; mais vers 1161, le feu prit par suite d'une imprudence au bain des femmes, et en 1525 un nouvel incendie, qui éclata dans la maison d'un particulier, porta le coup fatal à la ville naissante.“ Dans un document plus récent du même Dr. Deucer, on trouve les lignes suivantes : „L'Allemagne compte 18 bains minéraux et 36 sources d'eau acidulée, tous en réputation pour leurs vertus et leur efficacité; Wildbad, on est forcé d'en convenir, jouit d'une grande supériorité naturelle, et son origine est la plus ancienne, si l'on excepte les bains de Bade etc.“ En admettant que les Romains connussent Bade, ils ne pouvaient ignorer le voisinage de Wildbad; rien ne le prouve toutefois avec certitude. L'autel de Diane, dont les ruines existent encore à Wildberg, à 6 lieues de Wildbad, indique, il est vrai, que les Romains avaient aventuré leur chasse jusque dans cette partie de la Forêt noire; mais rien n'autorise à dire qu'ils avaient poussé jusqu'à Wildbad même; la distance d'ici à Wildberg et à Bade était d'ailleurs pour l'époque où l'on vivait considérable; et les obstacles semés à chaque pas dans ces forêts jusque-là inexplorées rendaient le pays impénétrable. En explorant à la sonde les abords du Wild-See (lac sauvage), on a découvert entre les vallées de la Murg et de l'Enz une ligne de communication, un chemin de pierres qui peut être considéré comme une voie romaine. Des découvertes analogues ont été faites, dit on, dans les environs de Dobel ; mais le tout demande vérification. On désigne les Germains comme les premiers habitants de la contrée ; cette hypothèse se concilie avec les récits populaires. Le christianisme avait conquis Wildbad vers la fin du 7ième siècle.

Il est des circonstances qui paraissent établir qu'à l'époque ci-dessus, le pays de Wildbad avait été déjà fréquemment exploré ; d'abord, la fondation du couvent de Hirschau qui remonte à l'année 645 ; plus tard en 769, l'existence authentique des comtes de Calw dont les domaines embrassaient probablement le territoire de Wildbad. Cette dernière assertion avancée par quelques historiographes, contrarie l'opinion de ceux qui rangent Wildbad dans les propriétés d'Eberstein et le font à ce titre dépendre du territoire badois.

De tout ce qui précède, il faut conclure que la découverte des sources de Wildbad date probablement du 7ième siècle ; mais à coup sûr que le lieu était connu et la ville bâtie avant la date des documents où il en est fait mention. Wildbad dépendait sans doute du couvent de Hirschau ; car la communauté disposait déjà des bénéfices ecclésiastiques du pays.

Ce fut en 1367 que parurent les premiers

documents relatifs à Wildbad. Cette même année, la petite ville fut visitée par le comte Eberhard de Wurtemberg, surnommé le grondeur. Illustre par ses exploits, le comte venait retremper dans les eaux salutaires de Wildbad ses forces épuisées par les fatigues de la guerre; il était couvert des blessures de mille combats. Malheureusement le noble comte ne put jouir du repos si nécessaire à son rétablissement. Ce baigneur (le premier dont nos documents aient fait mention), fut surpris et traqué dans sa retraite par ses anciens adversaires, le comte d'Eberstein et Wolf de Wunnenstein. Eberstein entrait du côté de Kaltenbrunnen, au moment où sous les ordres de Wolf, les chevaliers Souabes accouraient de Neuenbürg et de la forteresse de Straubenhard. Le comte de Wurtemberg eut à peine le temps de chercher son salut dans la fuite. Il avait été averti à temps de l'approche des ennemis par un pâtre dévoué à son maître qui, à travers la montagne, conduisit le comte Eberhard jusqu'à Zavelstein, tantôt le guidant par la main, tantôt le portant sur ses épaules, dans un sentier perdu de la forêt. En reconnaissance d'un tel service Eberhard de Wurtemberg fit frapper une médaille représentant d'un côté une croix, de l'autre une main et força le pâtre à en accepter un grand nombre. Les chevaliers, ses ennemis, dans leur colère de voir le comte leur échapper, avaient incendié Wildbad. Eberhard le fit rebâtir et entourer de murailles protectrices des baigneurs et des habitants. Le grand poëte Uhland a fait de cet épisode le sujet d'une ballade naïve et énergique.

En 1454, le feu prit à Wildbad pour la deuxième fois.

En 1457, les hostilités éclatèrent entre le Wurtemberg et Esslingen. Elles faillirent, quelques années plus tard, devenir fatales à la vallée de l'Enz, placée sur la route guerrière du Margrave de Bade. Heureusement Albert de Brandenbourg, se trouvant aux eaux de Wildbad parvint à rétablir la paix le 6. Juillet 1457. C'est le deuxième baigneur dont le nom apparaisse avec cela dans nos documents.

Dès 1469, l'abbé Bernhard de Hirschau abandonna au comte Eberhard V., surnommé *à la longue barbe*, la disposition des bénéfices ecclésiastiques de Wildbad et le comte concéda à la ville plusieurs privilèges.

Le 21. Juillet 1495, le comte Eberhard fut élevé à la dignité de duc. Toutes les villes de Wurtemberg lui déléguèrent des députations, chargées de vœux et de présents. Les députés de Wildbad remirent au duc 21 florins. — C'est en 1498 qu'il est fait mention d'un troisième baigneur illustre, le Margrave Frédéric de Brandebourg.

Vers le même temps, un prédicateur célèbre de Strasbourg, Gailer de Kaisersberg (mort en 1510) contribua d'une façon singulière à honorer une famille de sa connaissance, les Pierre Schott de Strassbourg, qui prenaient alors les eaux de Wildbad. Il leur envoya pour achever leur cure et tenir auprès d'eux la charge de bouffon, un certain docteur Fribourgeois. On dit que ce dernier s'acquitta privilègement de son emploi.

A cette époque, l'arrivée d'un étranger faisait sensation à Wildbad. Il était reçu avec pompe; on allait au-devant de lui; ses amis échangeaient avec lui des présents; mille autres attentions du même genre l'accueillirent.

Toutefois mille calamités qui accablèrent la ville ont retardé son accroissement, et la renommée comme la prospérité de ses bains ne datent que du 16e siècle.

En 1509, à la Tous-Saint, le faubourg inférieur devint la proie des flammes. Rien ne fut épargné dans cette partie de la ville, jusqu'à l'entrée des remparts. Une magnifique église où reposaient les cendres de chevaliers illustres, fut la proie des flammes. Il parait qu'elle fût restaurée dans la suite et rendue aux services du culte. Deucer, parlant d'une autre église, brûlée en 1645, dit que plus tard elle fût rebâtie, parceque *les baigneurs ne se rendaient qu'avec peine à l'église inférieure* (église du faubourg).

Tout donne à croire que cette dernière fut détruite en 1742; une tour et des débris de murailles furent déblayés en 1844 pour y bâtir l'école; comme il y avait deux cloches dont on pouvait se passer, on les vendit à Calmbach; l'une datait de cent ans. On choisit aussi un nouveau cimetière où l'on transféra le peu d'ossements qui restaient dans l'ancien, ainsi que les pierres sépulcrales les plus remarquables. Comme le phénix qui renait de ses cendres, Wildbad se retrouva, en quelques années, plus brillante que jamais.

Cependant les paysans étaient écrasés d'impôts; l'aristocratie dévastait les champs sans pitié; les défrichements de la forêt furent détruits; à cause de cela un mécontentement général, une révolte armée: un soulèvement eut lieu en 1513 dans la vallée de la Rems sous le commandement fantastique du *pauvre Conrad*; * la révolte gagna la Forêt noire. Le tribunal de Wildbad, faisant justice aux réclamations générales du peuple, résolut de soumettre ses plaintes à la diète qui était sur le point de s'assembler ; les états furent convoqués, les plaintes devinrent l'objet d'un examen sérieux, qui eut pour résultat un acte formel et la promesse d'un adoucissement réel dans le sort malheureux du peuple. Le *pauvre Conrad* succomba dans la vallée de Rems. De son côté, le gouverneur de Neuenbürg avait recours à la violence pour rétablir l'ordre dans la vallée de l'Enz. Le mécontentement du peuple continuait de gronder, les calamités sans nombre qui désolaient la contrée, entre autres la famine et les tremblements de terre s'accroissaient.

Le plus ancien traité sur Wildbad remonte à l'année 1513 et fut publié par le Dr. Jean Widmann, surnommé Mechinger. — Franz de Sickingen, ami de Hutten, l'un des chefs de l'alliance Souabe,

---

* Le *pauvre Conrad*, en Allemagne, le *capitaine Kock*, en Irlande, *Jacques Bonhomme*, au centre de la France, *Jean-pied-nus*, dans les Cévennes et le Languedoc, ont servi de symboles à la misère et à la vengeance insurgées et marchant sous la bannière chimérique, mais terrible de ce fantôme populaire.

était parvenu à expulser le comte Ulrich contre lequel elle était dirigée. On remit à ce chevalier, comme caution des frais de guerre et pour le récompenser de ses services, la ville et le district de Neuenbürg. Il réclama en outre Wildbad dont les autorités lui jurèrent 'obéissance le 1er Novembre 1519. L'Empereur Charles V. acheta ensuite tout le pays conquis par l'alliance Souabe et en remit le gouvernement à son frère, le roi Ferdinand I. En **1523**, celui-ci paya Sickingen et demeura Seigneur du pays jusqu'au retour d'Ulrich, qui eut lieu en 1534. La grande guerre des paysans, à laquelle prit aussi part la population de la Forêt noire, avait commencé en 1524. Georges de Waldbourg y mit fin le 12. Mai 1525, par le gain de la bataille de Böblingen. Alors seulement le calme fut rendu à Wildbad. L'hiver précédent, une grande catastrophe avait répandu la consternation et le deuil parmi la population. Le 6. Janvier 1525, le feu s'était déclaré dans la partie supérieure de la ville; 23 maisons et l'église étaient devenues la proie des flammes.

Alors, dit la tradition, Wildbad était plein de princes, de chevaliers et d'abbés. Cette agglomération de grands seigneurs qui sans doute se rétablissaient des fatigues de la guerre des paysans, explique assez bien une incendie. Gessner dit que les ravages causés par le feu furent entretenus par une coutume bizarre. On avait l'habitude de décorer à l'extérieur toutes les hôtelleries, lesquelles formaient alors la plus grande partie de la ville; et on suspendait aux murailles les armoiries, les boucliers et les casques des seigneurs qui y étaient installés. Les plumes, les aigrettes, les draperies flottantes offraient à l'incendie des aliments faciles. Il fallut un ordre du gouvernement pour abolir cet usage que les aubergistes essayèrent en vain de faire revivre. Cette prohibition et l'étalage des armes contre lequel elle s'élevait, suffiraient à attester qu'un grand nombre de seigneurs fréquentaient déjà à cette époque les bains de Wildbad. La plupart des documents relatifs à Wildbad ayant été la proie des incendies, les seuls personnages illustres dont on ait conservé les noms, comme ayant visité les bains, sont Christophe de Stadion, évêque d'Augsbourg et le duc palatin Frédéric; ils ont séjourné à Wildbad vers 1524.

Peu de temps après, on rebâtit la ville qui devint le rendez-vous de toute l'aristocratie: „J'ai lu, dit le Dr. J. Kerner, sur la *voûte de l'enfer*, dans le *bain des seigneurs*, une inscription portant la date de 1526 et la signature de Henri Otto, palatin du

Rhin; à côté du nom, on lisait cette devise: *avec le temps.* — Guillaume de Habern, maréchal du palatin Louis, dit la chronique, ayant voulu séjourner à Wildbad, réclama de la ville une escorte. Le maire reçut l'ordre de choisir 4 hommes robustes et dévoués et de les armer de hallebardes. Ils eurent pour mission de recevoir le maréchal à son arrivée, de le servir jour et nuit et de veiller à sa sureté pendant toute la durée de son séjour à Wildbad. Les agents commis à la surveillance des environs, durent redoubler de soins pour qu'aucune personne suspecte ne put s'introduire dans la ville, soit à pied, soit à cheval. On vivait dans un temps où les routes ne présentaient aucune sécurité. — Les abbés de Hirschau et de Herrenalb, profitant du voisinage de Wildbad s'y rendaient fréquemment, attirés par le charme et la salubrité des bains. L'abbé Lucas de Herrenalb y séjourna quelque temps vers 1530.

Charles V. voulut aussi laisser à Wildbad des marques de sa bienveillance. Il diminua les charges qui pesaient sur les paysans d'alentour. Comme les flammes avaient détruit en 1525 les titres du privilège accordé par Maximilian I., Frédéric les renouvela. Ce privilège exemptait de la peine de mort les baigneurs de toutes les classes, quelque délit qu'ils eussent commis. La rigueur des lois frappait au contraire de la peine de mort quiconque s'était rendu coupable, en actes ou en paroles, d'outrages envers les baigneurs étrangers ou les bourgeois de Wildbad. Le même acte accordait le droit d'asile à tout homme coupable de meurtre involontaire ou d'un autre délit; les assassins et les brigands exceptés.

Le roi Ferdinand I. pendant un séjour qu'il fit à Wildbad, avait voulu se concilier les bonnes grâces de ses nouveaux sujets en les comblant de faveurs. Il dispensa à perpétuité de la taxe des bains tous les bourgeois des environs; privilège, dont les habitants de Wildbad jouissaient déjà depuis longtemps. En 1532, la population voulant prouver au roi sa reconnaissance pour toutes les faveurs accordées, lui érigea une statue sur la colonne de la fontaine; le monarque était représenté couvert de son armure. L'eau jaillissait par douze conduits autour de la colonne qui supportait la statue. Cette fontaine remarquable occupait le milieu de la place publique où s'élève aujourd'hui le nouvel hôtel des Bains; mais elle a été transférée en 1841, pour cause de nivellement. L'eau de la fontaine alimente maintenant le jet d'eau situé derrière l'hôtel. Quant à la statue, qui existe encore, on s'occupe de lui trouver un emplacement favorable.

Un document daté aussi de 1532 fait connaître le règlement des bains où sont taxées les dépenses du logement et de la nourriture dans les hôtelleries. Selon toute probabilité, ce règlement était déjà en vigueur avant l'incendie de 1525. En 1600 et 1604 et après l'incendie de 1742, il a subi une nouvelle rédaction.

Le duc Christophe fut obligé de recourir aux bains de Wildbad vers 1545; voici dans quelles circonstances. Deux années auparavant, en 1543, ce jeune prince avait bravé les rigueurs de l'hiver pour se rendre chez le Margrave de Brandebourg à Ansbach, demander la main de sa fille. Il fut saisi, pendant le voyage d'un refroidissement terrible qui s'empara de lui et glaça tous ses membres, de la tête aux cuisses. Les médecins lui prescrivirent les bains de Wildbad, et son père lui recommanda le petit bain situé dans la maison princière *La Charrue*. Son père nourrissait cependant une forte prévention contre les eaux de Wildbad; elle n'avait en rien diminué son embonpoint, et l'expérience lui avait appris que les eaux devaient être préjudiciables à des tempéraments gras et sanguins, comme celui de son fils. Il lui écrivit à ce sujet: „J'ai longuement discuté avec les médecins; ils persistent à vous conseiller les eaux de Wildbad. Tel n'est point mon avis. Beaucoup d'exemples prouvent que le mal empire, même après la cicatrisation des plaies. En admettant que la cure ait un plein succès, il est encore à craindre, par suite de votre tempérament et de votre genre de vie, que vous ne reveniez gros comme un porc à l'engrais." Il l'exhorte plus bas à apporter les plus grandes précautions dans l'usage des bains: *„sans quoi, vous risquez d'étouffer, avant de vous en apercevoir."* Le 2. Mai 1545, le duc Christophe répondit à son père que le nombre des bains qu'il avait pris s'élevait à cent; les blessures produites par l'application des sangsues s'étaient refermées; la cuisse atteinte du rhumatisme et de la fluxion avait repris ses proportions normales; il se sentait soulagé dans tout le corps et surtout à la rate. Son intention était de continuer à prendre des bains, quelques heures par semaine; enfin, comme on disait alors, „il aimait à se rafraîchir." En 1547, le duc Christophe étant pleinement rétabli, son père l'autorisa à demeurer dans *sa nouvelle maison.* L'épouse du duc prit des bains dans la même année et s'en trouva parfaitement.

Dès son avènement au trône, Christophe fit construire à Wildbad de nouveaux bâtiments; et il revint bien des fois au bain.

A la suite de la Guerre de Smalkalde (1548), le culte catholique fut rétabli à Wildbad, comme partout, par violence. Ce système se maintenait encore, lorsqu'en 1550 le duc Ulrich fut rappelé une dernière fois à Wildbad pour les besoins de sa santé. Bientôt après, il repartit se croyant guéri ; mais en chemin, une rechute s'étant produite, ce prince mourut à Tübingen, le 6. Novembre de la même année.

Le traité de Passau leva l'interdit en matière religieuse et tout le pays reçut la confession évangélique.

En 1554 Othon Henri, surnommé le généreux, Electeur et Comte-Palatin, qui avait épousé la fille du duc Albert, la princesse Suzanne, vint avec elle visiter Wildbad, où le duc Christophe les accueillit et les regala de vin et de gibier à sa table. Le même duc Christophe en 1566 fit present à l'évêque de Spire qui se trouvait à Wildbad de 6 eimers de vin, de 30 boisseaux d'avoine, sans compter les poissons et la volaille.

Dans l'origine Calmbach appartenait à la même paroisse que Wildbad, et les communications entre ces deux localités étaient frequentes comme le prouvent les régistres de l'église de Calmbach. Ils sont chargés de noms de princes, de comtes et de souverains, qui, habitant Wildbad ont bien voulu servir de parrain aux nouveaux nés du village voisin ; ce qui prouve à la fois la confiance cordiale des uns et la condescendance de ces nobles étrangers qui évidemment ont toujours afflués à Wildbad.

Le 27. Decembre 1587 une grande inondation désola toute la vallée, et l'on fut forcé de réparer et de réorganiser les travaux relatifs au flottage du bois sur les rivières. Le premier acte public régularisant le flottage avait été conclu à Stuttgart en 1342. Il y en a d'autres que datent de 1484, 1524, 1527, 1536, et 1540 ; un entr'autres concernant le flottage des bûches sur l'Eiach entre la Bade et le Wurtemberg.

La renommée des eaux de Wildbad s'étendait déjà en 1612. Thurneisen dans une dissertation sur les eaux chaudes et froides vantait Wildbad. En 1609 le duc Jean Frédéric avait fait construire un bain particulier en - déçà de la porte supérieure voisine de l'Enz ; on en trouvait encore des traces en 1733. Tel était la popularité croissante de ces bains que l'on vit paraître successivement en 1619 et 1680 deux nouvelles éditions de l'ouvrage anonyme sur les eaux de la Forêt noire par J. G. Agricola, qui avait déjà paru en 1598.

Vers cette époque, la terrible guerre de trente ans commençait à ravager les contrées ; ce fut surtout en 1621 que Wildbad et les environs eurent à subir ses plus tristes fureurs. De toutes parts, les fugitifs accouraient en troupes et traversaient, précipités par la terreur, les riantes vallées de la forêt ; ils ne firent que précéder les bataillons redoutables des Croates qui sous prétexte de poursuivre les fuyards mirent toute la contrée à feu et à sang. Dans l'intervalle de ces calamités on avait eu à déplorer les mauvaises moissons, la cherté des vivres, la famine et les épidémies (surtout en 1634).

En 1629 et 1630, les seigneurs impériaux ramenèrent les jésuites et les prêtres catholiques, qui opprimèrent odieusement les églises réformées. La victoire que Gustave Adolphe gagna près de Leipzig les expulsa pour la deuxième fois. Les années de 1632 à 1634 virent les hordes de Tilly traverser de nouveau la Forêt noire. Les protestants avaient déjà succombé à la bataille de Nördlingen. La misère était au comble. Il est impossible de décrire les ravages qu'exercèrent les Croates dans la vallée. Une lettre de protection lui fut accordée le 30. Juillet 1635, par le Roi Ferdinand III. sous le nom de son père l'Empereur Ferdinand II. Cette lettre ordonne à toutes les troupes de respecter la petite ville de Wildbad; elle assure à ses habitants la protection de l'Empereur; elle les exempte de loger les gens de guerre. Combien de temps Wildbad a-t-il profité des bénéfices de ce décret; il est difficile de le dire. Dans tous les cas, la protection imperiale n'arrêta point les ravages de la peste qui se déclara en 1635, conséquence forcée de la misère et de la famine. De Fevrier jusqu'à Octobre, le fléau sévit sur tous les habitants de la vallée avec une fureur impitoyable. Des familles entières disparaissaient; on voyait dans les rues, jonchées de cadavres, des gens tout-à-l'heure en pleine santé tomber sur le sol pour ne plus se relever.

C'est pendant cette affreuse période, que Jean Deucer était pasteur à Wildbad (1636). Il fut longtemps persécuté pour sa foi et chassé sans pitié de tous les endroits où il venait chercher un abri. En dernier lieu ce digne pasteur avait dû quitter

Mayence, trainant à sa suite une famille composée
de sa femme et de dix enfants; Wildbad même ne
put lui offrir un refuge sûr et tranquille. Deucer
a publié quelques écrits sur les bains de Wildbad.
Le premier parut à Strassbourg vers 1617. Deucer
avait été chargé du service divin à Calmbach, quand
la misère y sévissait dans des proportions encore
plus lamentables qu'à Wildbad même. C'était pitié
de voir succomber les ministres de la religion les
uns après les autres, partout où on les repoussait.
En 1643, les régiments de Gallas en garnison à
Calmbach et à Höfen se livrèrent sur ces dignes
pasteurs à des atrocités révoltantes.

En 1644, les armées ennemies de Suède et de
Bavière se poursuivaient dans la Forêt noire. Mais il
était tombé une telle quantité de neige que les chemins
étaient devenus impraticables. En 1645, des bandes
de pillards traversèrent et saccagèrent ces contrées.
Pour comble de malheur, la même année Wildbad
devint la proie d'un incendie. Quatre-vingt-dix
maisons et l'église furent réduites en cendres. Enfin
l'année 1648 vit renaitre la paix si longtemps at-
tendue; mais les populations ne se relevèrent que
peu à peu des calamités nombreuses qui les avaient
décimées. La ville, privée de toutes ressources, ne

put rebâtir ses édifices en ruine, et pendant un certain temps, les habitants furent forcés de se rendre à l'église de Calmbach. C'était une lourde tâche pour Eberhard III, duc règnant, de secourir les pays ravagés. On ne put s'occuper de Wildbad que vers 1662. La générosité du prince et les secours venus de l'étranger permirent à la ville de réparer au fur et à mesure ses pertes énormes.

Les maisons étaient bâties en bois et recouvertes de bardeaux, suivant la coutume antique des pays forestiers. Ces habitations suffisaient d'ailleurs pour protéger contre le froid et la pluie.

Vers ce temps, le commerce des bois reprit de l'extension. Le duc régnant créa un inspecteur général du flottage dont la mission s'étendit à toute la vallée de l'Enz. Il variait sa résidence et venait habiter alternativement Enzklösterle, Wildbad et Calmbach.

En 1675, la guerre ayant recommencé entre l'Autriche et la France, la vallée de l'Enz eut beaucoup à souffrir du passage des troupes. La Forêt noire était déjà mieux fortifiée comme l'indiquent quelques ruines qui ont échappé à la destruction.

En 1688, les Français conduits par les capitaines Montclar et Mélac ravagèrent les basses provinces du pays. Les vallées de la Forêt noire plus ne furent parcourues que par des bandes de voleurs et de pillards. En 1689, on posta bien à Höfen un régiment Wurtembergeois pour protéger ces contrées; malheureusement ce secours ne servit à rien; le régiment fut surpris et forcé à la fuite. Mélac traversa la vallée en 1692. Ce ne fut sur son passage que meurtres, pillage et dévastations. Il n'épargna ni Liebenzell, ni Calw, ni le riche couvent de Hirschau. Les scènes de carnage furent hideuses; elles surpassèrent en horreur les souvenirs les plus odieux de la guerre de trente ans. Partout on ne rencontrait que de la misère et des populations sanglantes et affamées. En 1693, nouvelle famine générale; en 1694—95 sévit un des hivers les plus rigoureux dont ces populations aient eu à souffrir. Malgré des revers si accablants, le commerce du bois continuait à prospérer. Ce fut même vers cette époque que furent en vigueur les traités conclus en 1593 avec la Hollande qui dès lors tira de ces contrées un immense approvisionnement de bois façonné et de flottage.

Dans les années suivantes, on eut encore à déplorer les troubles de la guerre. Les impôts s'accrurent. Toutes garanties de sécurité ayant disparu, le brigandage redoubla, et vers 1713, la famine atteignit un tel degré d'horreur que les habitants en étaient réduits à se nourrir de souris et de rats, et de toutes sortes d'animaux impurs.

Les eaux de Wildbad furent donc négligées. Un seul nom illustre figure sur les régistres de cette funeste époque. C'est celui de la veuve du duc Frédéric Charles, mort en 1698. La duchesse tenait les eaux de Wildbad en grande considération; elle en avait souvent ressenti les heureux effets. Aussi voulut-elle laisser au pays un durable souvenir de son séjour, en lui constituant un legs de 1000 florins, dont les intérêts devaient être distribués aux pauvres chaque année, le 12. Septembre, jour anniversaire de la naissance du duc. On lit aussi dans les documents relatifs aux années 1733—37, le nom du duc Charles Alexandre, qui se trouva bien des eaux de Wildbad.

En 1729, à Tübingen, sous la présidence du célèbre Dr. Zeller, Mr. Gærtner lut aux savants rassemblés une dissertation sur les thermes de Wildbad. Cette étude mérite d'être recommandée et parcourue.

Le 7. Juillet 1742 fut pour la ville un jour néfaste. Un vaste incendie se déclara, la population était occupé de ses travaux des champs. Il était impossible, vu la hauteur des montagnes que l'alarme arrivât aux hâmeaux et villages les plus rapprochés. Le tocsin ne fût pas entendu; la fumée ne dépassa pas la profondeur du vallon; on ne put d'alentour rien entendre, rien voir; et quand les secours arrivèrent, la ville était déjà réduite en cendres. On ne sauva pas une masure. L'église, l'hôtel de ville, l'établissement des bains, les maisons des particuliers, tout fut détruit. Les baigneurs, par une pluie battante, durent chercher un abri sous les arbres de la forêt et passer la nuit à la belle étoile. Inutile d'ajouter que le traitement des malades fut forcément interrompu. On eut à déplorer des pertes d'autant plus considérables que les habitants s'étaient fait d'abord illusion sur les progrès possibles de l'incendie: la plupart avaient transporté leur mobilier dans des maisons plus éloignées du centre que le fléau avait choisi d'abord. Mais ce fut peine inutile, le feu dévora tout. — Les seigneurs du pays, les étrangers généreux vinrent en aide autant que possible aux pauvres habitants; et trois ans après, en 1745, les rues de Wildbad mieux bâties qu'avant le désastre, s'alignèrent avec élégance sur un plan plus régulier. Une précaution fut prise pour éviter de nouveaux

sinistres ; un espace resta libre entre les maisons recouvertes de tuiles. L'église, rebâtie dans le style de
la renaissance avait déjà le noble et élégant aspect
qu'elle a encore de nos jours. Une vaste construction s'éleva plus bas que les bains d'hommes ; elle
fut appropriée aux bains des femmes et aux bains
de la noblesse. On réédifia les auberges de l'Ours,
de la Pique, de l'Ange, du Bœuf et de la Couronne ;
dans la première de ces hôtelleries, un grand seigneur pouvait se loger avec toute sa suite ; les autres
étaient plus spécialement destinés aux bourgeois.
On promulgua un édit interdisant aux propriétaires
de remiser du foin ou de la paille dans leurs bâtiments et ordonnant de transférer toutes les granges
au milieu des prairies.

Le duc Charles prolongea et embellit la promenade de l'Enz ; en 1788, on rebâtit par ordre
l'abreuvoir des chevaux. Ce même duc, en souvenir
des bains qu'il avait pris, abandonna à Wildbad un
legs de 1000 florins, dont les intérêts annuels durent
être distribués aux pauvres. Ce don joint au legs
de mille florins, laissé par la veuve du duc, servit
de premier capital pour la fondation de l'hospice
Cathérine. Plus tard, cet établissement a reçu de
S. M. une riche dotation qui a encouragé la charité

privée. On signale les noms du commerçant Küchlen d'Ulm, qui a donné 1000 florins, du Dr. Fricker, médecin des eaux, inscrit pour une somme de 200 florins, et de deux Anglais qui, en 1838, ont déposé 115 florins à l'économat de l'hospice.

Il parut en 1745 une description physicale et historique de Wildbad. Elle est signée : Gessner, docteur en médecine ; il était médecin du duc de Wurtemberg.

Durant cette période pacifique, le commerce du bois atteignit sa plus haute prospérité. Il se forma pour l'exploitation du bois de flottage des associations nouvelles. Calmbach et Höfen furent particulièrement favorisés.

La révolution Française poussa un grand nombre d'émigrés dans ces riches vallons; l'armée allemande occupait les hauteurs de la Forêt noire. En 1796, le général Moreau franchit le Rhin avec des troupes considérables ; le 2. Juillet de la même année, il entra victorieusement à Freudenstadt, après avoir traversé le Kniebis et fait occuper les environs par des détachements. De là, étant descendu dans la vallée de la Murg, il rejoignit d'autres troupes qui l'attendaient près de Loffenau. Toutefois, de simples escarmouches entre les Français et les Autrichiens signalèrent le laps de temps qui précéda le 7. Juillet. Huit bataillons et dix neuf escadrons de l'armée Saxonne, suivis de quelques canons, s'avancèrent dans la vallée de l'Enz jusqu'à Urnagold pour attaquer le flanc des troupes Françaises. Le général Taponnier avec six bataillons d'infanterie et 150 cavalliers quitta aussitôt Gernsbach et pénétra à son tour dans la vallée par Kaltenbrunnen et Sprollen-haus; il força les Saxons à reculer devant son attaque imprévue et leur battit leurs avant-postes. Ceci se passait le 9. Juillet, au-dessus de Windhof. Après un petit combat sur la place du marché de Wild-bad, Taponnier contraignit l'ennemi à prendre la fuite. Des engagements plus décisifs, des batailles plus sérieuses se livrèrent aux environs de Herrenalb et de Dobel. La Forêt noire tomba au pouvoir des Français qui partout restèrent victorieux. A Calm-bach, Moreau traita avec le comte Mandelslohe la question de Wurtemberg et de sa neutralité. Après quoi les Français se retirèrent.

Le Dr. Heim raconte qu'en 1797, le vicomte Baudoin Montaigu envoya à Wildbad pour y prendre les eaux, plusieurs officiers blessés de l'armée du prince de Condé.

La guerre alla promener ses fureurs dans

d'autres contrées ; les communications par terre et par eau redevinrent faciles. La circulation fut rétablie d'une ville à l'autre. Wildbad vit alors grandir et se répandre partout la réputation sérieuse de ses sources thermales. La chimie en vérifia les propriétés thérapeutiques, dans des analyses qui se renouvelèrent en 1801, 1824, 1825, 1830 et 1836.

Le Dr. Justin Kerner qui avait pratiqué la médecine à Wildbad, publia en 1811 une nouvelle description de ce pays. Il en existe plusieurs éditions ; la quatrième porte la date de 1839.

Sous l'empire le passage des troupes étrangères et le logement des soldats, notamment des Cosaques en 1813, rouvrirent les plaies de Wildbad. Une perversité déplorable régnait dans le bas peuple. Le braconnage infestait tous les recoins du pays ; la contrebande y florissait en toute licence ; il ne fallait rien moins, pour y mettre un terme, que l'établissement de la confédération des douanes pour toute l'Allemagne.

En 1816, le débordement de l'Enz exerça de grands ravages. Personne n'a oublié la disette horrible qui se fit sentir l'année suivante. L'inondation de 1824, survenue au mois d'Octobre, fut encore plus désastreuse. Le courant torrentiel de l'Enz emporta onze ponts et deux maisons; d'autres bâtiments furent ébranlés et la dévastation s'étendit sur une grande partie des terrains cultivés. Les habitants frappés de tant de pertes reçurent les secours de leurs voisins, des étrangers, et notamment de Francfort.

Encore une fois, le 27. Juillet 1829, un incendie mit Wildbad à deux doigts de sa ruine. On donnait une fête d'enfants à laquelle assistaient tout le monde. Il suffit souvent d'une légère imprudence pour entraîner un sérieux désastre. L'évènement en donna la preuve. Les hôtes étaient attablés dans l'hôtel du roi de Wurtemberg. La salle à manger recevait la lumière du plafond percé à jour et défendu par un vitrage. Quel ne fut pas l'effroi des assistants quand ils virent les flammes descendre sur leurs fronts, comme si elles tombaient du ciel! Toute la ville fut bientôt en émoi. L'élément destructeur avait embrasé déjà tout l'édifice qui au bout de trois quarts d'heure, n'était qu'un monceau de cendres. Les hôtes ne réussirent à sauver ni leurs habits, ni leur argent, bien heureux encore de mettre leur personne à l'abri. Une petite maison adjacente fut aussi dévorée par le feu. Les étincelles jaillissaient en fusées dans toutes les directions. L'alarme régnait.

On redoutait un incendie général; déjà l'embrasement avait gagné les hôtelleries de l'Ours et du Cor de chasse. Fort heureusement, la providence se mêla de la partie et fit tomber une pluie bienfaisante qui suppléa puissamment aux efforts sans résultat, organisés pour le sauvetage. Les angoisses de la population se calmèrent.

En 1836, on découvrit une nouvelle source dont les eaux, fort appréciées par les baigneurs, necéssitèrent la construction d'une fontaine. La source découverte, en 1826, jusqu'ici à l'usage des personnes qui prennent les eaux, a été conduite dans le bain de la noblesse.

En 1837, le Dr. Granville fit connaître aux Anglais, ses compatriotes, les vertus des eaux de Wildbad dans un livre descriptif des bains de l'Allemagne. Depuis cette époque, Wildbad a été visité par un grand nombre d'Anglais, qui lui ont dû leur guérison. A la même époque, le Dr. Fricker publia un ouvrage intitulé: Les vertus médécinales de Wildbad. Une deuxième édition parut en 1840; ce livre, écrit sous la dictée d'une expérience de 23 ans est d'une grande utilité pour les médecins. Le même Dr. Fricker, en 1837, provoqua la création d'un nouveau système thérapeutique par le petit lait;

spécialité qui manquait à Wildbad. Un vacher Suisse le prépare avec tout le soin désirable, on le trouve chaque matin dans le salon d'attente.

Un autre médecin des bains jouit d'une considération très grande dans l'esprit des étrangers. C'est le Dr. Fallati de Hambourg, très familiarisé comme chacun sait, avec les langues et les mœurs de tous les pays. Son premier séjour à Wildbad remonte à 1839. Le Dr. Fallati ayant pu dès lors se rendre compte du grand nombre d'étrangers qui choisissent Wildbad pour leurs eaux favorites, résolut d'y passer chaque saison d'été. La promesse a été tenue, et l'accueil fait au docteur par les étrangers a été toujours marqué au coin d'une sympathie empressée et confiante. L'hiver il passe à Tübingen.

Un visiteur assidu de Wildbad était le Dr. Heim, que la mort a frappé récemment. Voulant étendre la réputation de ses eaux dans les pays où l'on parle le Français; dès 1839, il publia sur ce sujet et dans cette langue un ouvrage rempli des détails les plus intéressants.

La même année, le gouvernement plaça à Wildbad, pendant la saison des bains, un commissaire, Mr. le baron de Linden, chargé de représenter l'autorité supérieure et de faire respecter les ordonnances de police. Ce fonctionnaire fut rappelé en 1848 ; mais le séjour de l'impératrice de Russie à Wildbad pendant les années 1856 — 57, nécessita sa réinstallation.

Après les campagnes de l'armée Française, Wildbad attirait un grand nombre d'étrangers. Il y avait tant de blessures à guérir! Mais la réputation de ces bains ne devait briller de tout son éclat que quelques années plus tard. On a compté jusqu'à 470 baigneurs en 1830, 1839 déjà 1424. Devant une telle affluence, l'espace manqua, les hôtelleries et les habitations devinrent insuffisantes. Ce fut pour Wildbad, comme l'éveil d'une vie nouvelle. Partout on se mit à agrandir, à embellir et à rebâtir. On se rappelle encore la splendide inauguration (en 1840) de l'hôtel de Bellevue qui remplaça l'Hôtel Badois.

Le feu roi avait fait élever près des bains sur la place publique un vaste bâtiment où étaient appropriées pour la commodité des baigneurs, des chambres confortables et une salle commune. C'est là que, depuis cette époque, on a souvent dansé les dimanches; c'est le rendez-vous général de la jeunesse de la ville et des alentours. Aujourd'hui cette grande construction et l'établissement des bains ne suffisent plus.

Le roi actuel, dans sa constante sollicitude pour le bien être de ses sujets, comprit de bonne heure les ressources que le pays tirait de Wildbad; il apprécia la salutaire efficacité des eaux, le soulagement et la guérison qu'elles offrent à tant de maladies; il devina d'un coup d'œil les mesures à prendre pour combler certaines lacunes regrettables. Le roi, qui avait déjà visité Wildbad, s'y rendit de nouveau pour constater par ses yeux, où en était la construction des nouveaux quartiers commencés d'après ses instructions. Lors de la visite de S. M. en 1840, les habitants illuminèrent les maisons pour témoigner leur reconnaissance.

La somme allouée par le gouvernement dut s'élever à un chiffre bien plus fort que celui qui fut prélevé dès le principe; car on vit peu après les constructions publiques s'agrandir et se multiplier; on planta de nouvelles promenades; on pratiqua des fouilles pour découvrir des sources ignorées; en un mot, on réalisa tant d'améliorations que le chiffre des dépenses faites finit par dépasser un demi-million de florins.

Depuis 1840, il existe à Wildbad pendant la saison d'été, une librairie et un cabinet de lecture tenus par C. A. Sonnewald de Stuttgart.

C'est de 1840 à 1841, que la nouvelle route de Calw fut livrée à la circulation. En 1847, on construisit aussi une nouvelle route de Wildbad à Dobel.

L'année 1843 vit arriver deux augustes hôtes, S. M. la Reine et S. A. R. la Princesse Cathérine, sa fille. La princesse avait beaucoup souffert l'hiver précédent d'une maladie grave qui avait laissé une paralysie des pieds. La première période du traitement permit à l'auguste malade de faire quelques pas dans sa chambre; l'automne venu, les excellents effets du bain se révélèrent avec éclat dans la deuxième période du traitement qui fut couronné d'une parfaite guérison. En 1844, la princesse fit un troisième séjour à Wildbad pour fortifier sa santé chancelante. La présence de ces illustres hôtes et le rétablissement complet de la princesse furent des évènements heureux pour la ville. Pendant la maladie, une sympathie respectueuse remplissait tous les cœurs; chacun s'associait intérieurement à la tristesse d'une reine bien aimée et aux souffrances de sa fille. Mais aussi comme toute la population partagea sa joie quand la reine eut le bonheur de voir renaître à la santé le cher objet de ses sollicitudes maternelles! En cette occasion mémorable, les eaux de Wildbad prouvèrent une fois de plus combien légitime était leur vieille réputation; le bruit de la cure se répandit de toutes parts. La bien aimée reine avait témoigné sa reconnaissance par de grandes largesses qui justifièrent le surnom de royale bienfaitrice, sous lequel on la désigne depuis à Wildbad, notamment dans les classes pauvres.

En 1847, pendant la cherté des vivres, on adoucit le sort des indigents en les occupant à l'amélioration des routes et à la plantation de promenades nouvelles. C'est de ce temps que date la route de Meistern et la route de Neuenbürg entre Calmbach et Höfen.

En 1851, deux nouveaux médecins s'établirent à Wildbad, MM. les Drs. Schönleber et Haussmann.

Dans la nuit du 31. Juillet au 1. Août 1851, une tempête effroyable répandit l'alarme et la terreur dans tout le pays. Elle se déchaîna avec une violence impétueuse sur la pente de la vallée. Le tonnerre grondait avec fureur; des éclairs sinistres illuminaient un paysage désolé. Mais il fallut attendre le jour pour mesurer l'étendue des désastres. Ce fut un triste tableau. La rivière de l'Enz, considérablement grossie, entraînait avec fracas tous les obstacles placés sur la route. Les vagues chariaient les débris des ponts culbutés dans la nuit;

de grands arbres déracinés sur les hauteurs des collines tourbillonnaient comme des brins de paille. Les ponts de Wildbad étaient ébranlés par la violence des eaux qui, débordées sur plusieurs points inondaient une partie de la ville. La promenade surtout offrait les traces d'un épouvantable ravage. Les petits ruisseaux qui se joignent à la rivière de l'Enz avaient subi une étrange transformation. On aurait dit des cataractes se précipitant du haut des montagnes, entraînant sur leur passage le sol et tout ce qui y adhérait, dévastant les prairies ensevelies sous la vase et le gravier. Dans le voisinage de l'Enz, les caves des maisons étaient remplies d'eau. Il fut impossible ce jour-là de se rendre aux bains, l'eau étant refoulée dans les canaux par la pression de la rivière. Cependant l'inondation n'atteignit pas cette année le niveau de 1824.

Depuis cette funeste époque, on s'est occupé d'améliorer et d'agrandir le lit de la rivière. Ce fut vers midi seulement que la pluie cessa de tomber et que les eaux du fleuve improvisé commencèrent à descendre. Dans l'après-midi, le soleil se mit à briller de son plus vif éclat et fit ressortir la désolation de la vallée. On eut à déplorer à Wildbad des pertes considérables, mais moins grandes que dans d'autres parties du pays. La ville avait été protégée par la forte inclinaison que l'Enz subit aux approches des habitations: le courant en avait sans doute plus d'impétuosité, mais la baisse des eaux s'était produite plus rapidement. La rivière ne forma point de marais à Wildbad. Un pont magnifique et plus élevé a remplacé le vieux pont.

Depuis cette catastrophe, on a multiplié les améliorations, et Wildbad n'est jamais resté stationnaire.

En 1852, depuis les constructions les plus récentes, parut la 1. édition d'une description de Wildbad en langue allemande, dont la 2. édition fut publiée en 1857 et la 3. en 1859.

En 1853, S. M. le roi de Wurtemberg fit don de 4000 florins à la fondation Cathérine. — En 1854, Mr. le Dr. Burkhardt fut nommé médecin royal des eaux de Wildbad, en remplacement du Dr. Fricker, pensionné après 25 ans de service. En même année, une nouvelle source fut découverte à Wildbad. — En 1856, on rétablit la place d'un inspecteur des bains.

Les dernières années ont vu agrandir la ville par l'adjonction de constructions nouvelles et la réparation des anciens édifices. On a déjà mentionné l'hôtel Frey qui a subi de notables améliorations en 1855, 1856, 1857 et 1858. — Au printemps de 1856, la route qui longe la rive gauche de l'Enz, fut beaucoup embellie par la construction d'un pont derrière l'hôtel de l'Ours ; le terrain gagné par là se couvrit de fleurs et de charmantes pavillons. Pendant l'hiver 1856 — 1857, on avait agrandi l'hôtel de l'Ours d'un bâtiment sur la rive gauche, dont la façade ajoute la route aux charmes pittoresques. L'automne de 1857 amena la découverte de nouvelles sources. Dans le courant de l'hiver et du printemps qui ont suivi, on a étendu les dépendances de l'établissement des bains, créé douze nouveaux cabinets pour les baigneurs et remédié autant que possible à l'insuffisance de l'emplacement, vivement ressentie pendant l'été brûlant de 1857. Dans presque toute sa longueur, la grande route a été garnie de trottoirs élégants, devenus indispensables depuis plusieurs années.

La fréquentation des bains va augmentant de jour en jour. Parmi les baigneurs, on cite les princes de plusieurs familles royales ; en 1852, le duc régnant de Nassau ; en 1854, le comte de Neipperg ; en 1855, le grand duc régnant de Weimar. Toutefois le séjour si brillant de ces hôtes couronnés fut éclipsé par l'arrivée de S. M. l'impératrice-mère, Alexandra de Russie en 1856. L'illustre visiteuse s'arrêta à Wildbad durant six semaines pour y prendre les bains. Dans cet intervalle, S. A. I. le grand duc Michel y célébra ses fiançailles avec S. A. R. la princesse Cécile de Bade. La ville fut aussi honorée de la présence de la princesse royale Olga qui arriva avec son auguste époux. Ces personnages d'élite en avaient attiré une foule d'autres, parmi lesquels le duc d'Altenburg et le prince Pierre d'Oldenburg, ce dernier visitant Wildbad pour la deuxième fois. Le traitement que suivit l'impératrice fut couronné d'un grand succès et amena le rétablissement de sa santé. Le bruit de cette guérison contribua à étendre au loin la renommée de la modeste ville. Les habitants manifestèrent vivement leur joie après cette visite suivie d'un si beau résultat. On éleva des arcs de triomphe; des guirlandes de fleurs ornèrent les maisons et les drapeaux flottèrent au vent. A deux reprises, on décora des plus riches illuminations le pont de l'hôtel de l'Ours. Jamais on n'avait vu à Wildbad une animation plus vive, une joie plus ardente, une activité plus générale. L'impératrice, frappée de ces marques d'intérêt et favorablement disposée par le succès de sa cure signala sa reconnaissance par des œuvres nombreuses de charité et de magnifiques présents.

Quelque brillante qu'eût été la saison de 1856, celle de l'année suivante la surpassa en magnificence. Pour la seconde fois, Wildbad eut l'honneur de recevoir dans ses murs l'Impératrice - mère de Russie. Sa Majesté y séjourna environ six semaines, et ressentit de nouveau l'heureuse efficacité des bains. Elle était accompagnée de LL. Altesses Royales le Prince et la Princesse de Wurtemberg. Autour de ces illustres personnages vint se grouper une cour brillante, formée de princes et de grands seigneurs; S. M. le Roi de Wurtemberg et les Princes et Princesses de la maison royale, les Princes de Prusse et de Bade, le Prince d'Oldenburg, enfin le Prince et la Princesse des Pays-Bas, ces derniers descendus à l'hôtel royal des Bains, pour faire à Wildbad un séjour de longue durée. Plusieurs familles aristocratiques de Russie s'y donnèrent également rendez-vous.

Toutefois, il était réservé à Wildbad d'autres honneurs qui devaient bien autrement flatter son orgueil. S. M. l'Empereur de Russie daigna s'y rendre à deux reprises. La ville ne négligea rien pour faire un digne accueil aux souverains devenus ses hôtes. Vers la fin de la saison, S. A. I. la Grande-Duchesse Hélène s'arrêta pendant six semaines à Wildbad, logée dans l'hôtel Klumpp.

Les noms des baigneurs illustres qui abondent sur les régistres de cette petite ville, lui présagent un magnifique avenir qu'elle s'efforce de justifier en multipliant ses embellissements et ses édifices.

VI. Géologie et botanique.

Le sol de la Forêt noire se compose dans sa masse principale de terrains primitifs, de granit et de gneiss. La partie méridionale de la Forêt est formée presque entièrement de ces terrains primitifs. Mais à mesure que l'on avance vers le nord, ce caractère disparaît peu à peu et fait place au terrain de transition au grès bigarré. Des roches de porphyre apparaissent sur quelques points aux environs de Bade. On remarque aussi près de Herrenalb, près de Wildbad, dans la vallée de la Murg et dans le voisinage d'Alpirsbach, un terrain mélangé de schiste qui paraît trahir une couche houillière. Le calcaire conchyliotipolithe se rencontre plus au nord et forme la limite de la Forêt noire. Le terrain primitif qui apparaît au sud, vers les points les plus élevés, ne laisse plus de traces visibles au nord, même sur les hauteurs et ne perce que de loin en loin sur les pentes des vallées ou dans la plaine.

Le Hornisgründe, qui est la cime la plus élevée formée par le grès, a de hauteur mille pieds de moins que le Feldberg, la plus haute montagne formée de terrain primitif. Le gré bigarré à gros grains se rencontre fréquemment dans les environs de Wildbad. D'énormes blocs de pierre gisent çà et là, comme arrachés à leur position normale par des forces souterraines. Le grès bigarré de la Forêt noire ne présente aucunes traces de calcaire ; en revanche il contient une grande qualité de silice et un peu d'oxyde de fer qui, lui donnant sa couleur rouge, le fait ressembler à du porphyre. La composition de ce grès permet très bien de l'appliquer à la construction des édifices ; il est solide et peu accessible aux influences de la température. La cathédrale de Strassbourg témoigne de sa consistance et de sa dureté. A Wildbad l'hôtel des bains et plusieurs autres constructions sont bâtis avec ce grès.

Depuis Dobel jusqu'à la rivière de l'Enz, toutes les hauteurs environnantes en sont garnies. Le grès rouge se rencontre plus souvent près de Herrenalb, et sur des points plus éloignés de la Murg, en allant jusqu'à Bade. La montagne de Bulach renferme des mines précieuses de cuivre à nuance d'azur et d'autres mines de cuivre gris riches en argent, qui ont été exploités avec quelque succès. Au pied de cette montagne jaillissent du grès bigarré les excellentes eaux minérales de Teinach, et la même pierre contient près de Neuenbürg de riches filons de fer.

Dans cette partie-nord de la Forêt noire, le terrain primitif, les granits sont très rares. Dans la vallée de la Murg, on les retrouve près de Reichen-bach et de Schwarzenberg. Dans la vallée de l'Enz ils apparaissent encore sur la ligne qui joint Enz-klösterle à Wildbad. C'est d'un terrain primitif que jaillissent les sources thermales de Wildbad sur la rive droite de l'Enz. Ce terrain et le granit dont il est formé prennent des aspects singuliers aux environs de Herrenalb; amoncelées en masses poin-tues, nommées dans le pays Falkensteine (pierres de faucons), on croirait à les voir des tours que la main de l'homme aurait bâties. Pour la dernière fois, ce terrain se retrouve près de Liebenzell et donne naissance à des sources thermales. La hauteur en cet endroit est de 995 pieds au-dessus du niveau de la mer. Le granit apparaît par gros filons, dans un autre terrain formé de grès bigarré.

Tous ces phénomènes considérés confirment une opinion généralement répandue, touchant sur l'origine des sources. Les eaux chaudes thermales prennent naissance dans les terrains primitifs, qui participent davantage de la haute température développée au centre de la terre dont ils sont plus rapprochés. Les eaux froides au contraire proviennent des terrains de transition ; ainsi les sources de Teinach qui jaillissent d'une couche de grès bigarré. Une autre preuve c'est qu'en 1824 près de Herrenalb dans le Gaisthal, presque sur la ligne droite qui va de Wildbad à Bade-Bade, on a retrouvé une source thermale, comblée depuis des siècles. D'après la ressemblance des roches, parsemées de loin en loin, on est autorisé à croire qu'il existe une communication souterraine entre les eaux thermales de Wildbad et les eaux plus chaudes de Bade.

Là comme à Wildbad, le granit forme des blocs énormes ou se détachent des rochers en fragments de petite dimension. Suivant les différentes combinaisons dont il se compose, il est blanc, gris ou rougeâtre. A mesure qu'on s'élève dans la vallée de l'Enz, la nuance rougeâtre du granit devient plus foncée et se rapproche de la couleur du porphyre.

Le granit à gros grains de Wildbad se compose de quartz grisâtre, de Feldspath tirant sur le jaune et d'un quartz mélangé de paillettes micacées, les unes blanc d'argent, les autres d'un brun foncé; on rencontre principalement cette forme de granit au-dessous de la fabrique de papier. Quelquefois le Feldspath devient argiliforme; dans ce cas, le quartz grisâtre est la matière dominante et le quartz micacé n'y entre que pour une quantité moindre. Peu à peu le granit se mêle d'un grès solide, à nuance grise cendrée, et d'une finesse de grains assez remarquable; mais elle est altérée par la présence d'éléments quartzeux d'une forte dimension qui s'associent à des morceaux de Feldspath, d'environ un demi-pouce. Insensiblement la masse de grès se débarrasse de ce mélange; on voit diminuer les grains de quartz grisâtre et les morceaux de Feldspath, devenus plus petits, montrent seulement quelques paillettes micacées. Enfin le grès apparaît, composé purement de quartz, avec un petit mélange de schiste et de mica, mais dépouillé de tous fossiles.

Le professeur Sigwart voulut soumettre à une analyse chimique le granit de Wildbad, la distillation par la voie sèche permit de constater une petite quantité d'ammoniaque carbonique.

Le piedestal du monument de Schiller à Stuttgart est fait de granit provenant d'une carrière située à une heure et demie de Wildbad, près de la Kälbermühle.

En 1839, en faisant sauter des rochers derrière l'hôtel des Bains, on découvrit un granit bleuâtre, à petits grains et composé de quartz, de Feldspath et de mica ferrugineux. C'est le granit le plus dur qu'on ait encore trouvé dans ces contrées.

Le rocher graniteux qui s'élève près du Sprollenmühle est le seul du pays qui contienne la pierre blanche (en Allemand Weiss-Stein). Cette pierre consiste en Feldspath de nuance bleuâtre, quartz, mica et cyanit.

Un sable rougeâtre et à gros grains, recouvre presque toute l'étendue de ce district. Le professeur Schübler a soumis à une analyse chimique le terrain sablonneux situé entre Wildbad et Calmbach. Il a établi que 100 parties de ce terrain se décomposaient dans les proportions suivantes:

	parties	dixièmes
Sable quartzeux	77 . .	—
Argile avec oxyde ferrugineux .	20 . .	1
Terrain calcaire carbonique . .	1 . .	3
Humus imprégné de potasse . .	— . .	1
Parties évaporées par l'ignition	1 . .	2

99 parties. 7 dixièmes.

A l'état sec un pied cube de ce terrain pèse 454 grammes ; à l'état humide il pèse 622.

On juge d'après ces chiffres que le sol en question est sec, très léger et ne contient que peu d'humus ; toutefois les pentes des collines en sont fournies plus abondamment et offrent des conditions excellentes pour la culture des arbres conifères. On y récolte aussi de bonnes moissons de seigle.

Voici la liste des minéraux les plus remarquables que l'on trouve aux environs de Wildbad :

Le Spath-Fluor, cristallin, (dans le grès panaché près de Neuenbürg) ; le quartz fétide (dans le grès panaché près de Calmbach) ; la pierre cornée (dans le granit à Wildbad), là même le Feldspath silicique autrement nommé *Albit* et le manganèse ; le manganite ; le fer oligiste et florescent, le lépidocrocis ; le fer oxidé ; le fer spathique (dans le terrain argileux près de Neuenbürg) ; les pierres de malachite et la rouille de cuivre ferrugineux (aux environs de Bulach) ; enfin (près de Bulach également) l'azur de cuivre cristallin (dans le grès silicique) et le cuivre-gris (dans le terrain argileux).

Pour indiquer, dans un tableau exact, la formation géologique de cette chaîne de montagnes, on a joint ici la nomenclature des points les plus importants et les chiffres comparatifs de leur élévation au-dessus du niveau de la mer, évaluée en pieds parisiens.

Hornisgründe, 3612 ; Holohkopf, 3280 ; Rossbühl, 3016 ; Kalter Brunnen, 2645 ; le plateau entre Wildsee et Wildbad, 2505 ; Lac sauvage, 2817 ; source de l'Enz, 2354 ; l'Enz, près d'Enzklösterle, 1802, — près de Wildbad, 1333, — près de Neuenbürg, 961, — près de Pforzheim, 761 ; — Dobel, 2230 ; le plateau entre l'Enz et Nagold près de Buderhof, 1953 ; Neubulach, 1833 ; entrée de Wilhelmstollen, 1525 ; Teinach, 1212 ; Zavelstein, 1800 ; Calw, niveau de Nagold, 1036 ; près de Liebenzell, 984 ; Freudenstadt, 2268 pieds.

L'eau abonde sur les hauteurs de la Forêt noire ; et c'est un phénomène digne de remarque. Le sol forme un marécage noir qui repose sur une simple couche d'argile, impénétrable aux eaux du ciel. Sur les plans unis des hauteurs, l'eau ne trouvant pas d'issue reste stagnante et se change bientôt en une vase noire où les plantes pourrissent. Chaque année, une couche nouvelle de plantes en putréfaction s'accumule à la surface et c'est ainsi que se forme la tourbe. On a déjà mentionné précédemment les lacs les plus remarquables de la forêt. Il en existe une foule d'autres plus petits sur les hauteurs. Tout indique que les marécages occupent la place d'un grand lac aujourd'hui disparu. A vrai dire les vallées de la Forêt noire ne sont que des gorges profondes; les rivières qui coulent des hautes montagnes, méritent presque le nom de torrents, tant leur chute est rapide.

Malgré la stérilité du pays qui entoure Wildbad, il offre au botaniste de curieux échantillons du règne végétal. La flore ne manque ni de beauté ni de variété; mais elle diffère absolument de celle qui croît dans la plaine.

En Juillet fleurissent le *spartium scoparium,* la *erica vulgaris,* la *digitalis purpurea* et l'*epilobium angustifolium* dont on voit des champs entièrement couverts. On retrouve à Wildbad les mêmes fleurs que dans toute la Forêt noire. La collection des cryptogames est des plus riches et parmi les phanérogames on trouve en abondance les espèces qui appartiennent aux transitions des regions sousalpines ; les fougères fournissent 44 espèces variées, les mousses 240, les lichens 219, les hydrophytes 52 et les *fungi* 415. L'espace manque ici pour des détails plus complets ; mais ces renseignements suffiront à donner au botaniste sur la flore du pays les notices qui doivent le guider dans ses recherches.

Les arbres conifères couvrent toute la hauteur des montagnes ; le pin vulgaire grandit dans les régions les plus élevées ; plus bas, le pin de l'espèce blanche, dont les bouquets sont ordinairement séparés par des zônes de hêtres.

Sous les ombrages de la forêt, le sol se tapisse d'une couche legère de mousse et de lichen entre-lacés. Les principales espèces de lichen sont : *Aspidium spinulosum*, *lonchitis*, *oreopteris*, *filix mas* et *filix femina*, *fragile*, *aculeatum* et *anthriscifolium* ; *Polypodium phegopteris*, *thelipteris*, *oreopteris*, *dryopteris* et *dilatatum*, *Blechnum boreale*. Les rochers en saillie que la mousse a oubliés sont revêtus entièrement de *Isidium corallinum* et *byssus* (*chroolepus jolithus*) ; d'autres rochers plus exposés au vent du nord abondent en lichens gris ou noirs ; que l'on suppose appartenir au climat des provinces scandinaves de cette espèce les plus rares sont: *Parmelia fahlunensis, stygia* et *excausta, Gyrophora glabra, proboscidea, cylindrica, erosa, denta, pustulata; Cornicularia pubescens; Stercocaulon paschale.* Les espèces les plus minces croissent sur l'écorce des arbres; on les nomme: *Thelotrema lepadinum, Sphaerophoron coralloïdes* et *fragile; Sticta pulmonacea* ou *lichen* des poumons; *Lecidea sanguinarea* et des nombreux parmelies. Des cimes les plus élevées, on voit pendre entre les feuilles certains filaments larges et grisâtres. Ce sont les espèces: *Alectoria jubata* et *sarmentosa, Borrera ciliaris* et *furfuracea* et *Usnea florida* et *barbata.* Des arbres dépéris sont guipés ici de longs fils de Usnea longissima, de troncs effleuries servent de domiciles à des formations caractéristiques, comme Buxbaumia aphylla et Lecidea comadophila. La mousse barbue pend souvent longue et pointue des sapins, comme le stalactite dans une grotte et presque de la même couleur.

Le Meistern — cette chaîne de montagnes qui s'élève sur la rive droite de l'Enz et au pied de laquelle jaillissent les eaux thermales, se couronne d'un étroit plateau: ici croissent de beaux sapins entre des rochers couverts de mousse. La montagne de la rive gauche est beaucoup plus haute. Après avoir gravi les dernières pentes, vous vous trouvez sur un plateau de 3 lieues de longueur, où vous êtes étonné de rencontrer des lacs et des marais stagnants. La végétation est belle; et les fleurs ont une grande richesse de couleurs et de forme. Plus haut les productions de la nature diminuent sensiblement; ensuite vous atteignez la grande tourbière qui occupe un espace de quelques mille arpents.

Les pins ne viennent pas bien à cette hauteur, même le pinus montana ne s'offre que rarement à vos regards. Sur cette vaste surface vous ne trouvez plus de plantes aquatiques, mais la mousse partout encadre la rare végétation semée ça et là de fleurs d'un rouge éclatant, des *vaccinium oxycoccos* et *uliginosum*, *empetrum nigrum*, *andromeda polyfolia*, *drosera rotundifolia* et *longifolia*. Les mousses d'Islande (*cetraria islandica*), *polytrichum juniperifolium* et l'*eriophorum vaginatum* n'y sont pas rares. La bordure des beaux tapis consiste en *scirpus cespitosus*, *juncus squarrosus*, *nardus stricta;* ces trois plantes sont les indices certains d'une contrée peu fertile, telle que le desolé, le *Wilde See* à $2^1/_2$ lieues de Wildbad.

La liste suivante contient les fleurs de Wildbad, elle est aussi exacte que possible; la classification est celle de Linée. — Où on l'a jugé nécessaire, on a ajouté le nom de l'endroit où la fleur a été trouvée.

Veronica officinalis.
Circæa alpina (*Enzklösterle,* — *Calmbach*) denteus.
Valeriana tripteris (*Alpirsbach*).
Crocus vernus (*Zavelstein*).
Scirpus cespitosus.
Eriophorum vaginatum (*W.See*).
  „   latifolium.
Nardus stricta.
Aira cespitosa.
  „ flexuosa.
  „ caryophyllea (*Calw*).
Festuca nemorum (*Enzklöst.*).
  „   sylvatica Vill. (*Herrenalb*).
Montia rivularis.
Scabiosa sylvatica.
Asperula odorata.
Galium rotundifolium (au-dessus de *Herrenalb*).
Galium saxatile.
Majanthemum bifolium.
Ilex aquifolium.
Myosotis versicolor.
Lycopsis arvensis (*Teinach*).
Symphytum patens.
Lysimachia nemorum (*Kälber-mühle*).
Gentiana lutea (*Holohkopf*).
Menyanthes trifoliata (*W. See*).
Atropa Belladonna.
Vinca minor (chemin pour *Meistern* près de *maison du forestier*).
Phyteuma spicatum.
  „   orbiculare.
Jasione montana.

Lonicera nigra.
Viola palustris.
Impatiens nolitangere.
Rhamnus Frangula.
Hedera helix.
Heracleum elegans.
Myrrhis hirsuta (*Calw*).
  „   aurea (*Bulach*).
Chaerophyllum silvestre.
Ulmus campestris (dans les haies).
Staphylea pinnata (sans doute extirpé).
Sambucus nigra.
  „   racemosa.
Cicuta virosa (*Liebenzell*).
Drosera rotundifolia.
  „   longifolia (*Eiberg* près de *Calmbach*).
Galanthus nivalis.
Ornithogalum luteum (*Liebenzell* et *Altensteig*).
Muscari comosum (*Calw*).
Convallaria verticillata.
Luzula maxima.
Juncus squarrosus.
Trientalis europæa (*rocher au Wilden See*).
Erica vulgaris.
Vaccinium myrtillus.
  „   uliginosum.
  „   vitis idæa.
  „   oxycoccos.
Epilobium angustifolium.
Acer platanoides.
  „ pseudo-platanus.
Adoxa moschatellina (*Liebenzell*).

Paris quadrifolia (*Promenade*).
Andromeda polyfolia (*W. See.*)
Pyrola rotundifolia.
    „   rosea (à la route de Neuenbürg).
Monotropa hypopitys.
Chrysosplenium alternifolium.
    „   oppositifolium.
Saxifraga tridactylites (près de *Calw*).
Dianthus deltoides (*Hirsau*).
Silene linicola (*Teinach*).
Stellaria nemorum.
    „   uliginosa.
    „   media.
Arenaria rubra (*Dobel*).
Spergula arvensis.
Cerastium viscosum.
Oxalis acetosella.
Sedum telephium.
Prunus avium.
    „   padus.
Sorbus aria.
    „   aucuparia.
Rosa canina.
Rubus glandulosus.
    „   idæus.
    „   saxatilis.
Fragaria vesca.
Potentilla argentea (*Calw*).
Tilia grandifolia.
    „   parvifolia.
Hypericum humifusum.
    „   pulchrum (*Teinach* et *Liebenzell*).
Ranunculus auricomus.
    „   platanifolius.
    „   fluviatilis.
    „   lanuginosus (*Dobel*).

Ranunculus ficaria.
Trollius europæus.
Helleborus fœtidus.
Anemone nemorosa.
Teucrium chamædrys.
Nepeta cataria (*Calw*).
Melampyrum pratense (*Enzklösterle* et *Wilder See*).
Melamp. sylvaticum (*Dobel*).
Digitalis purpurea.
Teesdalia seu Iberis nudicaulis (*Teinach*).
Geranium phæum.
Malva moschata.
Fumaria Vaillantii (*Teinach*).
Corydalis fabacea (*Hirsau*).
    „   digitata (*Liebenzell*).
Polygala depressa (*Enzklösterle*).
Genista pilosa.
    „   germanica.
Spartium scoparium.
Hieracium paludosum (*Dobel*).
Adenostyles albifrons (*W. See*).
Tussilago petasites.
Helichryson luteo-album (*Calw*).
Senecio nemorensis (*W. See*).
    „   sylvaticus.
    „   Fuchsii (*Herrenalb*).
Arnica montana.
Orchis morio.
    „   palustris (*Dobel*).
    „   coriophora (*Dobel*).
    „   militaris.
    „   maculata.
Cephalanthera ensifolia (*Altensteig*).
Neottia ovata (*Calw*).
    „   spiralis (*Liebenzell*).
Epipactis latifolia (*Calw*).
Carex vulpina.

Carex canescens (*Wilder See*).
„ leucoglochin (*Wilder See*).
„ glauca.
Betula pubescens.
„ alba.
Carpinus betulus (*Promenade*).
Fagus sylvatica.
Castanea vesca (*Loffenau*).
Quercus robur.
„ pedunculata (près de *Neuenbürg*).
Corylus avellana.
Pinus montana.
„ sylvestris.
„ abies.
„ picea.
„ Larix.
„ Cembra (*Karlsberg*).
„ strobus (*Promenade*).
Salix cinerea.
„ fragilis.
„ aurita.
„ parvifolia.
Empetrum nigrum.
Juniperus communis.
Polypodium dilatatum.
„ vulgare.
„ dryopteris.
„ phegopteris.
„ thelypteris.
„ oreopteris.
Aspidium fragile.
„ anthriscifolium.
„ aculeatum.
Asplenium viride.
„ septentrionale.
„ trichomanoides.
„ germanicum.
„ ruta muraria.

Asplenium scolopendrium (*Liebenzell*).
Pteris aquilina.
Blechnum boreale (*Carlsburg*).
Doradilla septentrionalis.
Equisetum palustre.
Sphagnum obtusifolium.
„ acutifolium.
„ cuspidatum.
Gymnostomum Hedwigia.
„ ovatum.
„ truncatum.
„ pyriforme.
Tetraphis pellucida.
Encalypta vulgaris.
Ophyoglossum vulgare (*Liebenzell*).
Lycopodium annotinum.
„ clavatum.
„ selago.
„ complanatum.
Trichostomum pulvinatum.
„ canescens.
„ heterostychum.
„ aciculare.
Grimmia apocarpa.
Dicranum viridulum.
„ glaucum.
„ heteromallum.
„ purpureum.
„ Schraderi.
Barbula muralis.
„ unguiculata.
Syntrichia ruralis.
Polytrichum juniperifolium.
„ juccæfolium.
„ urnigerum.
„ aloides.
„ nanum.
Orthotrichum anomalum.

Orthotrichum striatum.
Neckera ulophylla.
,, crispa.
Leskea sericea.
,, complanata.
Climacium dendroides.
Bartramia crispa.
Hypnum argenteum.
,, vespiticium.
,, serpens.
,, alopecurum.
,, myosuroides.
,, velutinum.
,, purum.
,, rutabulum.
,, riparioides.
,, abietinum.
,, tamariscinum.
,, cuspidatum.
,, Schreberi.
,, lucens.
,, triquetrum.
,, rugosum.
,, christa castrensis.
,, cupressiforme.
Marchantia stellata.
,, conica.
,, hemisphærica.
,, polymorpha
Jungermannia platyphylla.
,, tamariscifolia.
,, tomentella.
,, complanata.

Jungermannia polyanthos.
,, epiphylla.
Sticta pulmonacea.
Lecanora tartarea.
Parmelia stygia.
,, physodes.
Cetraria islandica.
Lecidea lapicida.
,, sulphurea.
Gyrophora proboscidea.
,, pustulata.
Borrera ciliaris.
.. furfuracea.
Peltigera polydactila.
,, canina.
Everina prunastri.
Cenomice pyxidata.
,, furcata.
,, rangiferina.
Spærophoron coralloides.
,, fragile.
Alectoria jubata.
Ramalina fraxinea.
.. farinacea.
Usnea florida.
,, barbata.
,, longissima.
Collema rivulare.
Lepraria cinereo-sulphurea.
Agaricus muscarius.
Morchella esculenta.
Peridermium Pini (sur feuilles
des sapins).

VII. Etablissements pour le traitement des malades. — Traitement externe et interne. — Propriétés chimiques et physiques des eaux thermales de Wildbad.

Les personnes qui ont vu Wildbad avant 1840, ne pourraient aujourd'hui reconnaître cette ville, tant les changements extraordinaires qu'elle a subis sont nombreux. Le nouvel édifice des bains frappera d'abord leur vue, construit sur l'emplacement de l'ancien établissement, il lui est infiniment supérieur à tous égards. L'élégance extérieure de la construction annonce et fait pressentir le bien-être, le comfort et l'excellent goût des dispositions intérieures.

Les changements, les améliorations qu'on a apportés étaient du reste devenus d'une nécessité absolue, tant le nombre des baigneurs augmentait chaque année. Le gouvernement prit l'initiative de cette transformation.

A la place de l'ancien bâtiment royal, on trouve un hôtel grandiose avec des appartements commodes, de grandes salles de réunion, une librairie, un cabinet de lecture. Une machine ingénieuse épargne aux malades, pour lesquels ce soin est nécessaire, la peine de monter et de descendre les escaliers.

L'édifice de style byzantin est bâti en grès rouge; son élégance solide et majestueuse fait grand honneur à l'architecte. Les distributions de l'intérieur sont parfaites; ce qui avait bien des difficultés, parceque l'espace était terminé par les sources.

L'édifice a quatre entrées; celle de l'est est destinée exclusivement aux malades qui se servent de chaises roulantes. Un grand corridor se développe sur trois des faces intérieures; il conduit dans les cabinets de toilette, d'où l'on passe dans les sept bains de différentes grandeurs; des cloisons hautes de quatre pieds, partagent quatre de ces bains par le milieu. Outre ces cabinets, il y en a 42 autres, destinés à ceux qui veulent se baigner seuls. Tous ces bassins se trouvent directement au-dessous des sources jaillissant des crevasses du rocher. Une couche de sable fin et propre, renouvelée de temps en temps, couvre ces rocs, en aplanit les inégalités et offre une couche moelleuse aux malades; vous voyez jaillir continuellement du sein de ce sable le bouillonnement de sources nombreuses.

De ces eaux se dégagent des vapeurs légères; elles s'échappent par des ouvertures pratiquées dans la toiture haute et voûtée, qui recouvre l'édifice. Tous les bassins sont parfaitement éclairés ; et en général le jour vient d'en haut. Une propreté exquise règne partout ; l'eau s'écoule et se renouvelle après chaque bain. Par ce moyen et par la diligence des serviteurs, la couche supérieure de sable est emportée et délivrée de toute impureté. Le renouvellement fréquent de l'eau ne présente aucune difficulté ; les sources principales (nous négligeons les petites) portent par minuite quatorze pieds cubes d'eau dans les bassins. Il est positif que l'eau ne séjourne pas plus de cinq minutes, dans les bassins, car sa surabondance est telle qu'il a fallu songer à l'écouler au déhors.

Dans ces bassins d'une température délicieuse, les baigneurs peuvent à leur gré, s'asseoir ou se coucher en s'adossant contre la muraille construite en briques ou en grès ; cette muraille est le seul comfort auquel l'art ait pris part, la nature fait le reste. Elle a épargné à l'homme la peine de conduire ici au moyen de canaux ces eaux limpides et dociles qu'on n'a besoin ni de chauffer ni de refroidir. Cet immense avantage fait préférer ces eaux à celles de Carlsbad, de Teplitz, de Wiesbade, de Bade, et ce qui leur donne la possibilité d'exercer immédiatement, sans aucun secours humain, leur influence salutaire. 150 personnes peuvent se baigner à la fois.

Les appartements des bains avec leurs sous-divisions, sont partagés de la manière suivante:

Le bain des Princes, d'une superficie de 240 pieds carrés, et d'une température de $27^{1}_{2}{}^{0}$ R. Il est comme le reste construit dans le style byzantin. Le cabinet de toilette est splendidement meublé. Réservé autrefois aux membres des maisons princières, l'élévation des prix fixés pour baigner, lui conserve encore le premier rang. Il est disposé pour cinq personnes. Le grand cabinet de toilette est partagé à cet effet en autant de compartiments différents. Les hommes et les dames se servent alternativement de ce bassin à des heures différentes.

Le lecteur sera peut-être interessé par le récit suivant des impressions éprouvée par le médecin Anglais Granville, quand il visita les bains de Wildbad: „Je me rendis, écrit-il, au bain des Princes; dans un appartement contigu, je trouvai un sopha, des chaises, un tapis et des draps chauffés. Je choisis une heure où je pouvais être seul. Après m'être dépouillé de mes vêtements, je descendis les quelques degrés qui mènent au bassin, je m'avancai sur le sable dont la chaleur agréable me causait une délicieuse sensation, jusqu'à l'autre extrêmité du bassin, où je me couchai. Jamais je n'oublierai le sentiment voluptueux du bien-être que je ressentis, lorsque l'eau m'entoura de toutes parts, chaude, frissonnante et aussi diaphane que le diamant de la plus belle eau. Des myriades de bulles de gaz s'élevèrent du sable et se jouèrent autour de moi, se frayant lentement un passage et venant mourir à la surface pour faire place à d'autres. Je ne puis mieux comparer qu'à l'effet du magnétisme, l'impression que je ressentis et qui se rapproche de l'extase et même de la rêverie extatique. On éprouve un calme indicible, sans sommeil ni étourdissement, tout prend à nos yeux une teinte plus vive et plus animée. Je ne pouvais m'arracher à cet état délicieux et j'aurais donné beaucoup pour le prolonger longtemps encore ; mais le maître baigneur parut pour m'avertir qu'il était temps de me retirer ; il y a danger à prolonger cette jouissance même. Mon bain avait duré une heure lorsque je croyais seulement qu'il y avait quelques minutes seulement écoulées depuis mon entrée. Le thermomètre marquait $29^{1}/_{2}{}^{0}$ R. ; je trouvai la température plus élevée lorsque j'enfonçai la main dans la couche de sable, faisant naître des myriades de globules d'air, qui donnent à la peau une mollesse pareille au satin, et que les bains chauds ordinaires ne sauraient produire."

Depuis que le Dr. Granville a publié cette brillante déscription, l'établissement des bains a été amélioré d'une façon prodigieuse : les effets qu'il attribue aux bains sont restés les mêmes.

Le second bassin qui est aussi le plus grand, a 960 pieds carrés de superficie, une muraille basse le divise en deux compartiments égaux; pour marquer que c'est un double bassin, nous lui donnerons les No. 2 et 3.

Les dames ont bien entendu leur bassin à part. Les cabinets de toilette (antichambres des bassins) sont chauffés au moyen de fourneaux ingénieux, et divisés par des rideaux de manière à former des cellules assez nombreuses pour recevoir les personnes qui peuvent se baigner en même temps, dans le bassin. Chacun peut sans être dérangé se défaire de ses habits dans un petit cabinet, il s'enveloppe de son peignoir, et sur un plancher recouvert de tapis, il n'a que quelques pas à faire pour descendre dans l'eau. Autrefois il n'y avait pas de bassins séparés; les personnes qui n'aiment pas à se baigner avec d'autres, essayèrent de prendre leur bain dans une cuve ; mais ce n'est pas là se baigner à Wild-bad, c'est tout au plus une ablution. Les objections qu'on pourrait soulever contre l'usage du bain en commun sont sans fondement. Il ne s'agit pas ici d'un marais stagnant, mais d'une eau courante qui se renouvelle sans cesse. Les personnes qui sont affectées de maladies contagieuses ou qui ont des plaies, sont placées (comme cela est nécessaire) dans un bassin à part. Outre cela d'après les observations du Dr. Kerner, les eaux thermales neutralisent les éléments contagieuses ou en arrêtent les effets pernicieux.

Les bains en commun, pris dans des conditions aussi favorables, et avec la convenance exigée exercent une influence heureuse sur la santé ; on cause, on parle des bons effets éprouvés, et les malades puisent de nouvelles forces dans cette causerie ; les succès dont ils entendent parler leur annoncent et préparent leur guérison personelle.

Entre le bain pris en commun, à la source même, et les bains de cuve, il y a la même diffé-rence qu'entre une promenade en plein air, en bonne compagnie, et le même nombre d'heures passées dans la triste solitude d'une chambre de malade.

Dans tous les bassins à l'exception de No. 4 et 5, on a organisé des douches qui ont effectué de nombreux succès. Chacun peut en faire usage sans gêner les autres baigneurs.

Retournons maintenant au grand *Herrenbad* (Bain des Hommes). La partie orientale contient 19 cabinets de toilette, la partie occidentale 23; le même nombre de personnes peuvent s'y baigner commodément à la fois. Les bains séparés sont au nombre de 4 d'un côté, et du côté opposé il s'en trouve 6; ils ont leurs sources particulières d'une température différente de $27^1{}_2$, 28 et $29^1{}_2{}^0$ R. La partie occidentale du Herrenbad a 27 degrès R., la partie orientale 28. C'est d'une cavité enfoncée profondément dans le rocher que jaillit la source principale, la plus chaude de Wildbad; en mettant la main dans une crevasse on peut en apprécier la force et la chaleur: la température élevée de l'eau à cet endroit lui a fait donner le nom d'*enfer*; la quantité d'eau qui en sort peut être evaluée à 789 pieds cube par heure.

A côté du Bain des Hommes, se trouve sous les Nos 3 et 4 le petit bain des hommes et le petit bain des dames, chacun ayant 100 pieds carrés de superficie et une température de 29 degrès R. Il n'y a pas de douche. Le nombre des cabinets de toilette est de 5 dans l'un et de 4 dans l'autre.

Le cinquième bassin qu'on appelle le grand bain des Dames, a 860 pieds carrés de superficie. Il est séparé en deux parties et marqué des Nos 6 et 7. La température varie de 27 à 28 degrès R. Chaque division renferme 13 cabinets de toilette et 2 bains séparés.

Le 6e bassin également partagé en 2, sous les Nos 8 et 9, s'appelle aussi le „grand bain" des hommes, quoiqu'il n'ait que 384 pieds carrés de surface. Température de 28 degrès R. Il s'y trouve 4 bains de cabinet.

Le 7me bassin appelé grand bain des dames, Nos 10 et 11, d'une superficie de 480 pieds carrés, a une température égale à celle du 6e. Il y a 4 bains de cabinets séparés.

On a découvert de nouvelles sources qui ont permis de créer 6 nouveaux bains séparés, à l'usage des deux sexes. Là on trouve encore 2 autres bains appelés bains de cuve; leur aménagement ne laisse rien à désirer. Deux jets d'eau jaillissent du fond de chaque cuve de grès, et un tuyau pratiqué au-dessus amène une eau renouvelée et abondante de 28 degrès R.

12 cabinets séparés, de 27–28° R., ont été établis dans une aile de l'arrière-corps en 1857 8. On a réussi à percer les sources pour ces cabinets en 1857.

L'hôpital Cathérine contient 2 bassins d'une superficie de 760 pieds carrés chacun à l'usage des deux sexes, séparés en 2 divisions. La température est de 27 à 28 degrés R.

On trouve indiqués sur un tarif, qu'on peut se procurer à la librairie et au bureau des bains, le prix de chaque bain, la rémunération due aux maîtres baigneurs ainsi que le règlement. Trois maîtres baigneurs remplissent en même temps les fonctions de chirurgiens; 4 domestiques et 7 servantes sont attachés au service des baigneurs.

Dans les bassins, où l'on se baigne en commune, personne ne doit sortir sans peignoir. Personne ne doit prendre un bain, sans s'être fait donner au bureau des bains une carte que l'on paie d'avance et sur laquelle on note les heures, les jours et les bains choisis; on la remet au maître baigneur en commençant une cure. Les personnes qui n'ont pu prendre tous les bains qu'elles ont du payer à l'avance, peuvent, sur le témoignage du maître baigneur, redemander au bureau leur argent, ou bien échanger leur carte contre une carte pour un autre bain. Dans les cabinets de toilette se trouvent des listes, où sont notés les noms et les heures de bain des personnes qui se baignent dans le bassin.

Les heures de bain pendant la saison depuis le mois de Mai jusqu'au mois de Septembre, sont: 4—5, 6—7, 8—9, 10—11 heures le matin; de 3—4, 5—6 et 7—8 heures le soir.

De $1\frac{1}{2}$ heures jusqu'à $2\frac{1}{2}$ heures les étrangers peuvent se faire montrer les bains par les maîtres baigneurs moyennant une légère rétribution.

Les personnes qui ne désirent se servir que de leurs propres domestiques, doivent en donner avis au bureau. Chacun peut choisir dans le bassin la place qui lui convient, mais si plusieurs personnes sollicitent en même temps la même place, celle qui s'est fait inscrire la première, a la préférence.

Personne ne doit rester au bain plus d'une heure. Dans tous les bassins il y a des horloges ainsi que des sonnettes pour appeler le maître baigneur en cas de besoin. L'usage de mets et de boissons quelconques dans les bains et dans les cabinets de toilette, est interdit. Toutes ces recommandations ainsi que d'autres que nous ne mentionnons pas, se trouvent indiquées dans le règlement des bains. Ce règlement n'a en vue que le bien-être des baigneurs, en éloignant d'eux tout ce qui pouvait leur devenir préjudiciable.

Deux escaliers conduisent de la façade à la fontaine où l'on prend les eaux ; il y a 2 sources de température différente 26 et 28 degrès R. Au-dessus du tuyau du milieu, qui ne conduit que de l'eau froide ordinaire, se trouve un relief représentant la fuite du comte Eberhard, fait par H. Heidel de Berlin. Le balcon de l'édifice des bains supporté par d'élégantes colonnes, abrite en même temps la fontaine. Des servantes sont toujours là, pour donner l'eau aux amateurs qui leurs paient pour ce service 30 kr. pour toute la saison.

Une 3e source de 30 degrès R. se trouve à l'hôpital Cathérine.

La colonnade couverte qui sert de promenade à ceux qui prennent les eaux pendant la pluie est un peu resserrée ; on ne tardera pas à remédier à cet inconvénient ; d'ailleurs le café reste toujours ouvert aux promeneurs.

La chaleur des eaux thermales de Wildbad se rapporte évidemment à la température élevée de l'intérieur de notre globe. En Angleterre, où les mines descendent quelques fois à une grande profondeur, les travaux sont souvent interrompus, parce que la chaleur est insupportable pour les mineurs. Le centre de notre planète est encore en ébullition, et la lave brûlante rejetée par les volcans est une preuve de plus à ajouter à l'appui de cette vérité scientifique. On a démontré que la chaleur intérieure de la terre croissait d'un degré par 100 pieds de profondeur. Plus la profondeur est grande, plus l'eau de la source porte de degrès de chaleur. Les eaux de Wildbad qui marquent 33 à 36 degrès au thermomètre, nous arrivent par conséquant d'une profondeur de 3300 à 3600 pieds, c'est à dire d'un quart de lieue.

Il y a quinze ans, on découvrit plusieurs nouvelles sources qui se rencontrèrent à une profondeur de 15 à 30 pieds.

Le Savant Jules Agricola s'apprimait en ces termes, vers le milieu du 16e siècle:

„La grandeur de Dieu se manifeste dans les prodiges de la terre, mais elle éclate dans les merveilles des eaux, car c'est un grand miracle pour nos yeux de voir une fontaine toujours fournie d'une eau pure et claire; ce n'est aussi de penser que toutes les eaux passent dans la mer sans qu'elle en soit plus remplie pour cela, et que jamais les eaux ne retournent au lieu d'où elles partent."

Telles étaient alors les idées des savans sur les

merveilles des eaux. Quelqu'interéssante que soit l'origine des sources, l'influence qu'elles exercent sur les malades nous touche encore de plus près.

On voit souvent arriver des baigneurs atteints d'infirmités formidables, qui ne peuvent remuer par exemple aucun de leurs membres. Ce qui diminue la douleur ressentie à leur aspect, c'est la presque certitude de voir ces personnes repartir après un court séjour dans nos contrées, guéries ou soulagées dans une proportion énorme. Ces cures merveilleuses agissent sur les autres malades qu'elles remplissent d'espérance et préparent à leur prochaine guérison.

L'effet des sources est d'autant plus merveilleux qu'on n'y trouve que très peu ou point d'agents pondérables ordinaires. La principale partie constituante est le sel commun : la terre siliceuse s'y trouve aussi dans une proportion considérable. Comme cette terre, même dans sa dissolution, conserve une température chaude, peu élevée, il est vrai, elle nous indique des forces *terreuses* particulièrement efficaces. Ces forces (affirment les savants) sont essentiellement électro-magnétiques ; ce sont celles qui concourrent à la formation et à la corporification du principe organique. Il y a là une alliance secrète de ce fluide plein de vie avec les puissances vivifiantes des profondeurs de la terre. Cette connexité s'explique par l'indépendance du degré de chaleur, des changements éventuels de la température atmosphérique.

Ce n'est point une chaleur artificielle, mais bien une chaleur incorporée à l'eau même, et proportionnée à la chaleur de la vie de l'homme. L'eau et la chaleur sortant unies des entrailles mystérieuses de la terre, doivent surtout dans un organisme souffrant, où ce fluide va dépérir, se montrer propice à ses fonctions vitales.

Plongés dans cette eau, des œufs peuvent presque éclorer. Le Dr. Gessner fit une expérience en 1745 qui donna ce résultat; en 1811 le Dr. Kerner obtint des effets analogues.

On a fait, il y a longtemps déjà, des recherches sur les qualités chimiques des eaux de Wildbad. L'analyse plus récente faite en 1830 par les Dr. Sigwart et Weiss, donne les résultats suivants:

16 onces contiennent comme principes fixes:

Chlorure de Sodium	1.82
Carbonate de Soude	0.53
Sulfate de Soude	0.40
Acide sulfurique	0.02
Carbonate de chaux	0.34
„ de Magnésie . . .	0.07
„ de Manganèse } .	0.02
„ de fer }	
Terre silicée	0.39
	3.59

et une quantité indéterminée de matières carboniques, azotiques et bitumineuses.

Le poids spécifique de cette eau est comparativement à celui de l'eau distillée dans la proportion
de 1004 à 1000. De là on peut induire combien
peu importants sont les principes chimiques qui s'y
trouvent contenus.

L'eau est parfaitement claire, transparente, sans
odeur et sans couleur. La saveur en est extrêmement douce et n'est pas sans analogie avec le bouillon
de poule très léger.

Une croûte s'attache aux pierres qui dépassent
la surfasse du bassin; en 1825 on analysa ce dépôt,
il contenait dans 1 gramme:

Sel de cuisine	19.5	degrés
Sulfate de Soude	1.8	„
Carbonate de Soude	0.8	„
„ de chaux	6.0	„

Le gaz qui s'échappe de la source en nombreuses bulles, contient sur 100 parties:

Azote	91.56
Oxigène	6.44
Acide carbonique	2.00.

Le gaz qui se sépare de l'eau lorsqu'elle boût,
contient sur 100 parties:

Azote 79.25
Oxigène 8.25
Acide carbonique . . . 12.50.

La source d'eau bonne à boire découverte en 1836 fut analysée chimiquement par le professeur Degen. Il trouva sur 100,000 parties d'eau ou dans 16 onces :

Carbonate de chaux . . .	9,009 parties	0,69 grains
Terre muriatique carbonique	0,911 ,,	0,06 ,,
,, de Soude	9.627 ,,	0,74 ,,
Sulfate de chaux	0,136 ,,	0,01 ,,
Sulfate de terre muriatique	0,408 ,,	0.03 ,,
Soude	4,378 ,,	0,33 ,,
Chlorure de Sodium . . .	23,318 ,,	1,79 ,,
,, de Potasse . . .	1,592 ,,	0,12 ,,
Terre silicée	6,693 ,,	0,51 ,,
	56,072 parties	4,30 grains.

(Acide de fer et carbonique, terre argileuse, phosphate de chaux, en quantités trop peu importantes pour être notées.)

La température dehors des conduits était de $26^1{}_2$.

Degen ne trouva de gaz s'élevant de la source que :

Gaz azotique	98
Acide carbonique . . .	2
	100.

C'est en vain qu'on a cherché à y découvrir de l'iode et du brôme, il n'y a pas même de trace d'acide nitrique.

Les expériences du professeur Sigwart ont prouvé que la terre silicée contenue dans le résidu, se dissout en partie et donne de la soude après l'évaporation de l'eau. Elle peut être décomposée par des acides et même par l'acide carbonique de l'air. L'eau contient deux espèces de carbone, une matière brune qui renferme de l'azote, soluble dans l'eau et dans l'alcool et une espèce blanche soluble dans l'alcool et l'éther, et qui est décomposée par de la solution d'éther. La masse traitée par l'éther sans être diminuée par l'opération, développe à une haute chaleur du carbonate d'ammoniaque de même que le granit de Wildbad. L'absence totale de gypse et de sulfate de chaux, ou de chaux saline est prouvée par les expériences du professeur Sigwart. Il dit de plus: Les eaux de Wildbad réunissent les éléments et produisent les effets combinés des sources chaudes et des eaux minérales contenant du sel et de l'alcali. Plusieurs auteurs, principalement le Dr. C. G. Neumann, en parlant de l'efficacité des eaux thermales, font mention d'un principe organique, auquel on devrait attribuer, dit il, la grande efficacité des eaux quoi qu'on en n'ait pas tenu compte jusqu'ici. Le Dr. Jaeger et le Dr. Gaertner ont fait des essais au moyen d'un tube en verre, pour mesurer la force avec laquelle la source jaillit du rocher ; tous deux ont trouvé une grande ressemblance entre la force d'impulsion de cette source et celle de la source de Carlsbad. L'eau montait d'abord lentement, alors plus vite par secousses jusqu'à 35 pouces. Les essais de forage n'ont en aucune façon diminué la valeur des sources, comme quelques personnes le craignaient.

La haute température de ces eaux n'a jamais souffert de changement : dans toutes les saisons la chaleur et la quantité d'eau sont restées les mêmes. Il n'est jamais arrivé à Wildbad par le plus grand froid, celui de l'hiver 1709 par exemple, ainsi que par les plus grandes chaleurs de voir diminuer la température ou la quantité de l'eau minérale. C'est ce que confirment les recherches du Dr. Gessner, 1745. Les tremblements de terre aux-mêmes n'ont exercé aucune influence apparente sur ces sources, quoique notamment en 1509 et 1723 on ait éprouvé dans le voisinage des eaux des secousses plus violentes qu'ailleurs.

Tous les médecins qui connaissent les eaux de

Wildbad sont d'accord, pour affirmer que les cures admirables produites par ces eaux ont pour cause principale l'égalité de température qui s'adopt aux diverses constitutions, laisse à chacun la liberté de choisir le degré de chaleur convenable.

Le Dr. Granville ajoute que la régularité de la température est le principal avantage des eaux de Wildbad; mais qu'il ne s'agit pas de la température thermométrique seulement; que les eaux de Wildbad contiennent une chaleur vitale toujours égale, et dont l'énergie ne se mesure ni d'après Réaumur ni d'après Fahrenheit; cette énergie que la nature a donnée à l'eau des sources de Wildbad, on la constate par l'expérience, mais la cause inconnue a jusqu'ici échappé à toutes les recherches. Probablement l'électro-magnétisme contient le principe caché de leur puissance. Il échappe à nos instruments.

Le degré de chaleur des eaux thermales de Wildbad, d'après Fahrenheit, est le même que celui du sang dans le corps humain à l'état de bonne santé. De là ce singulier proverbe : *Juste comme Wildbad.* Les eaux des bains minéraux dont on peut faire usage concurremment avec celles de Wildbad, leur sont très inférieures sous un certain rapport.

Elles perdent de la chaleur à mesure que le temps s'écoule. A Wildbad au contraire vous avez toujours la même quantité thermométrique, 26 28 uniformité souverainement bienfaisante pour le système nerveux. Ecoutons le Dr. Granville comparant les eaux de Wildbad à celles de la source de Gastein leur rivale:

„A mon avis, dit-il, les eaux chaudes de Wildbad sont infiniment supérieurs à celles de Gastein. Des maladies de même nature, d'une gravité égale ont pu être guéries à Gastein mais dans quelles proportions!! . . . . Je ne saurais trop appeler l'attention sur le fait qui donne tant de supériorité à Wildbad sur les autres eaux thermales; c'est qu'ici l'on se baigne dans la source même, telle que la nature l'a faite; à Gastein la température a besoin d'être modifiée et reglée par des arrangements artificiels. A Gastein on pourrait élever encore le degré de chaleur des eaux; mais les médecins ne se hasardent jamais à ordonner des bains plus chauds que ne sont ceux de Wildbad, on pourrait compromettre gravement les malades, en attaquant leur système nerveux.

VIII. Vertus médicales des eaux de Wildbad.

Personne n'attendra d'un simple cicerone les analyses savantes et les renseignements de physiologie expérimentale qui conviendraient à un médecin de profession.

Gessner (1745) dit quelque part: „Si l'on voulait spécifier toutes les maladies guéries à Wildbad, on aurait l'air de faire une affiche de charlatan." Nous laissons aux médecins habiles le soin de cette spécification; le lecteur, à qui nous avons donné tant de détails sur la qualité et la composition des eaux, doit compter quant au reste, les livres excellents des Drs. Fricker et Heim qui leur ont consacré une description médicale complète, en rappellant la quantité de cures opérées à Wildbad, après les tentatives de guérison faites ailleurs et restées sans résultat.

Les impressions premières que reçoit le baigneur à Wildbad ne sont pas toujours agréables. Au début de la cure, beaucoup de baigneurs se sentent affaiblis; toutes les douleurs s'éveillent, d'anciennes maladies reparaissent, quelquefois de nouvelles indispositions se déclarent, comme pour montrer à l'infortuné qu'il était plus malade qui ne le croyait.

Que le patient le sache bien : c'est un signe assuré des bons effets des bains ; la réaction nécessaire s'opère en lui; et la victoire est assurée dans l'avenir aux eaux salutaires.

Ces symptômes se déclarent plutôt ou plus tard, selon l'âge, la santé et la constitution des personnes. Certains malades voudraient dès les premiers jours abandonner le traitement; tant ils craignent que les eaux n'empirent leur état. On en voit, qui tout en souffrant beaucoup pendant le temps de la cure, persévèrent, souffrent beaucoup, n'éprouvent aucun mieux et quittent Wildbad, tristes sans compter guère sur l'effet tardif dont on les flatte. Après six semaines, quelquefois deux mois, la guérison s'opère.— En général on se sent surexcité et fébrile. Une circulation trop rapide du sang, détermine une grande fatigue dans tous les membres et une violente inclination au sommeil, surtout si l'on dépasse le temps fixé par le médecin pour rester dans le bain. Maux de tête, vertiges passagers, une sorte de lourdeur qui oppresse la poitrine (provenant souvent de l'aspiration de la vapeur) ; voilà les symptômes des premiers jours. Mais après 6 ou 8 bains, le doux sentiment des forces renaissantes reparaît.

Les symptômes de fièvre qu'on peut observer

chez certaines personnes sont plus graves: excitation sanguine des vaisseaux, accroissement des douleurs, abattement , souffrances que causent d'anciennes plaies depuis longtemps fermées, tout cela décourage les malades; et ce n'est cependant que le signe de la crise nécessaire, de la transition forcée, un passage naturel vers la guérison prochaine. La peau devient irritable; l'urine dépose des saburres qui inquiètent vivement le malade. Ce sont néanmoins d'excellents indices, singulièrement favorables à la cure défini- tive. Comme nous l'avons dit, au bout de 5 ou 8 jours, le malade se sent soulagé et peut compter sur sa guérison. Il y a une condition essentielle néanmoins, c'est d'obéir au régime prescrit, d'ob- server la diète, et de s'armer d'un peu de patience pour traverser ces quelques jours. Les affections les plus cachées et les plus obstinées finissent par disparaître. La guérison est douloureuse; mais c'est précisément cette douleur elle-même qui indique la force du remède énergique qu'on emploie.

Lorsqu'après s'être fait attendre, la guérison s'est enfin opérée, les malades ont tellement foi dans ce remède souverain, qu'il leur tarde de re- venir se plonger encore dans ces eaux bienfaisantes qui sont l'objet de leur tendre gratitude.

Les exemples des vertus régénératrices des sources de Wildbad sont nombreux et remarquables: nous allons en citer quelques uns dont l'authenticité est reconnue.

Dr. Schweikle raconte qu'en 1844 il vint aux eaux un jeune homme d'environ 20 ans, fils unique, seul espoir d'une riche et noble famille, d'une constitution entièrement scrofuleuse; ce malheureux était en outre atteint d'une affection grave de la moëlle épinière; il avait essayé vainement des sources d'eau froide. La goutte sereine s'était emparée de ses yeux; la partie inférieure de son corps était complètement paralysée; il ne pouvait se retourner dans son lit; tout le reste de son corps était débile. Les vomissements étaient fréquents; le relachement le plus fatal alternait avec la constipation; chaque jour des défaillances convulsives le saisissaient et duraient par fois plus d'une demi heure. Il soutint assez bien les premiers bains. Mais peu à peu les forces du malade se réduisirent à rien, les défaillances devinrent plus fréquentes. Les vomissements parurent jusqu'à 4 fois par jour sans qu'il eut pris la moindre nourriture. Le bouillon de poulet, le vin de Champagne étaient les seuls produits que son estomac put supporter. Après deux mois passés aux eaux, après avoir pris 26 bains, il quitta Wildbad, désespérant de sa guérison. Mais bientôt, de retour chez lui, sans autre traitement, il s'apperçut d'une amélioration évidente dans son état. Quelques mois après il pouvait de nouveau marcher. En 1845 il y est revenu jeune et vigoureux, capable de faire des promenades d'une lieue; de manger avec bon appetit, et de supporter les bains pendant 4 semaines. Ses yeux seuls malheureusement ne se sont pas guéris.

Dr. Kaiser, ancien médecin des bains raconte qu'un officier de Darmstadt, Mr. Berchthold, âgé de 26 ans, était tombé de la hauteur de quatre escaliers, sur la hanche droite. Il lui fut impossible de se relever, son pied frappé de paralysie ne présentait aucune trace apparente de rupture. Aussi les opinions sur la nature de son mal étaient partagées. Au bout de quatre mois il put marcher sans béquilles, mais avec de grandes douleurs. Il visita Wiesbade sans aucun résultat; à chaque pas la douleur lui tira la tête à la hanche. Dans ce triste état, 13 mois après son malheur, il se rendit à Wildbad. Il ne put supporter l'effet du septième bain, et dû se mettre au lit. Quelques instants après, un froid douloureux parcourut le pied malade;

une forte transpiration a lieu, surtout aux hanches. Il peut remuer le pied. Une heure s'écoule. Il marche sans douleur, sa canne lui étant devenue inutile.

Un Anglais, après deux visites à Wildbad, n'ayant pas trouvé de changement dans l'état de son fils, en essaya une troisième. Un jour au matin, ayant laissé à la maison son enfant paralytique, il le retrouva de bout et venant à sa rencontre, quelques heures après.

Il y a assez de telles cures merveilleuses.

Les personnes sujettes aux attaques d'apoplexie forment une grande partie des baigneurs de Wildbad. A l'aspect de ces infortunés qui ne peuvent se mouvoir sans guide, de ces boiteux paraplégiques goutteux, qui se traînent, de ces malheureux atteints de douleurs aigues aux articulations, que vous rencontrez à chaque pas, le cœur s'émeut et souffre; tous ils devront aux sources le retour à la vigueur et à la vie. Les rhumatismes, les anchyloses, les endurcissements des jointures trouveront de soulagement à Wildbad; aussi les maladies d'estomac, les crampes et les névralgies. La caducité précoce ou naturelle viennent ici chercher un soulagement qui ne se fait pas attendre. Paracelse dès le seizième siècle conseille aux vieillards le séjour de Wildbad ; c'est contre l'épuisement, les lésions profondes et la secrète destruction de l'organisme que ces eaux merveilleuses sont surtout efficaces. Ce qui était vrai du temps de Paracelse, l'est bien davantage aujourd'hui ; la source n'a pas changé ; et il est certain que les nouvelles dispositions prises et les progrès de l'art aident beaucoup à la cure et permettent d'espérer des guérisons jadis impraticables.

Dr. Gessner parle déjà des cures merveilleuses opérées par les thermes de Wildbad sur les officiers et les soldats blessés de son époque. Nous avons vu s'opérer de nombreuses guérisons de plaies, de membres paralysés, de blessures reçues pendant les guerres du commencement de ce siècle. Dr. Fricker raconte qu'un officier guéri d'une blessure faite par une balle reçue dans le bras, mais souffrant encore d'une certaine raideur de ce membre, se décida à se rendre à Wildbad. Après avoir pris onze bains, il éprouva de vives douleurs, la cicatrice s'enflamma, se rouvrit et il en sortit une matière séreuse. Deux jours se passèrent. En sondant la plaie, on y découvrit un corps étranger qui s'y était introduit avec la balle ; c'était un morceau de flanelle. Quand l'extraction en fut faite la plaie se referma. La douleur et la raideur disparurent aussitôt.

L'efficacité des sources de Wildbad est depuis longtemps incontestée, quant à la goutte, au rhumatisme et à la sciatique. La vertu de ces eaux dégage les articulations, facilite la transpiration et la secrétion de l'urine et débarasse le corps des matières corrompues. Il n'est pas rare de voir, après l'usage des bains, les voies urinaires secréter des saburres considérables. Aussi est-ce la paralysie partielle, le rhumatisme, la contraction des eaux que ce traitement combat avec le plus de succès. Distinguons néanmoins entre la forme aiguë et la forme chronique de ces affections. C'est la maladie chronique seule à laquelle les eaux de Wildbad apportent un grand secours. On doit compter sur une guérison d'autant plus prompte, qu'on aura usé des deux moyens indiqués par les médecins et joint à l'usage externe l'usage interne des sources qui, prises comme boisson, agissent puissamment sur les reins. Elles sont d'un effet souverain contre tous les affections rhumatismales, enflure des articulations, catarrhes, asthmes, spasmes d'estomac, diarrhées chroniques, affection de la vessie, des reins et des hanches.

Une jeune fille de 17 ans, d'une santé robuste,

avait été, à la suite d'un refroidissement, atteinte d'une douleur rhumatismale dans le bras droit, laquelle pendant 3 mois resista à tous les remèdes. Les souffrances augmentèrent à ce point que pendant la nuit il lui fallait se lever 6 et 8 fois. La fièvre survint et bientôt le bras se recourba de manière à ce que la main ne faisait plus qu'un avec l'avant-bras. Les bains pris pendant 15 jours, eurent pour effet une rougeur pourprée qui se répandit par tout le corps: peu à peu le mal diminua et au bout de 5 semaines, le bras avait repris sa **flexibilité** première.

Mr. de R. de S. qui depuis bien des années souffrait de la goutte, avait été atteint, à la suite de refroidissements réitérés, d'une inflammation chronique du jarret suivi de suppuration et d'un écoulement lymphatique. Une enflure considérable envahit la partie malade, les condyles même se déplacèrent. Au printemps le malade se rendit à Wildbad, durant 6 semaines on l'y traita et on se servit de la douche pour la partie affectée, l'enflure diminua d'une façon notable. Le traitement réitéré en automne et avec un succès égal, fit d'abord espérer, et amena ensuite une guérison complète.

Mme. J. P. de C. était depuis 6 ans (elle avait

25 ans) sujette à de nombreuses douleurs, crises spasmodiques, violentes souffrances à la tête, crampes dans le côté gauche, lequel souvent restait comme paralysé ; tous ces maux avaient considérablement affaibli chez elle la vue, l'ouïe, le toucher ; on la reçut dans l'hôpital Cathérine, et le premier traitement fut suivi de l'effet le plus salutaire. L'année suivante, une éruption cutanée opéra sa complète guérison.

„Je connais (dit Wetzler dans son ouvrage sur les eaux thermales) un grand nombre de personnes, auxquelles Wildbad a rendu le plus grand service ; elles souffraient d'affections rhumatismales, de crampes et d'obstructions, ou elles étaient atteintes de goutte déclarée. Après avoir fait usage des bains pendant 2 et 3 années, elles se sont trouvées guéries et n'ont point éprouvé de rechute.“

Chez d'autres les bains ont amené l'éruption de la goutte demeurée cachée pendant longtemps.

Une dame âgée de cinquante ans, souffrant extrêmement d'obstructions hémorrhoïdales et par suite de crampes violentes, a fréquenté les bains de Wildbad pendant plusieurs années ; elle n'a jamais quitté la source, sans être soulagée et fortifiée au plus haut point.

Deucer s'exprime en ces termes formels: „L'usage des bains de Wildbad arrête les progrès de la goutte. Sous ce rapport cette source est bien supérieure aux autres bains de l'Allemagne. Elle guérit la pierre, et cela est prouvé par des exemples nombreux."

Depuis un certain nombre d'années, les maladies de la moelle épinière, chacun le sait, se multiplient d'une manière effrayante. Trop souvent on ne demande secours à l'art, que lorsque les hommes n'y peuvent plus rien. On prend ordinairement les symptômes de cette affreuse maladie pour le rhumatisme ou la goutte: peu de maladies envahissent leur victime par de plus insensibles progrès. On éprouve d'abord de la lassitude, de l'engourdissement; ou bien, ce sont de vagues douleurs dans les pieds surtout à la plante; on chancelle en marchant; une faiblesse sourde se fait sentir dans les genoux, faiblesse qui cependant ne nécessite pas un appui. Pendant cette première période du mal, Wildbad est d'un grand secours; la guérison n'est guère possible que là surtout s'il s'y joint des affections exanthématiques, arthritiques ou hémorrhoïdales. Il est du reste souvent nécessaire de réitérer le traitement.

Une jeune femme de 29 ans, souffrait d'une exostose à la main droite, dont elle chercha à se délivrer en y attachant une balle de plomb. Ce fut en vain. L'enflure augmenta; le mouvement de la main étant paralysé, on fut obligé de faire l'opération de la tumeur, de laquelle sortit une matière purulente. Peu après le mal reparut sous la peau, la moindre pression et le moindre mouvement causaient des douleurs qui s'étendaient jusqu'à l'épaule. La main et le bras s'amaigrirent, un engourdissement total se déclara et la partie malade demeura morte. A la suite d'un accident, la main ayant donné contre un corps dur, l'abscès creva en dedans, mais la malheureuse fille n'en reçut aucun soulagement. Après avoir vainement employé la strychnine, on consulta le Dr. Ludwig, qui déclara que c'était une affection névralgique causée par une affection de la moelle épinière et prescrivit Wildbad. Après deux mois de traitement, la jeune femme malade retourna chez elle guérie. Mais un peu plus tard, neuf mois après, elle ressentit de grandes douleurs à la tête, au dos, et par suite une sorte de paralysie générale, principalement au bras droit; elle se rendit de nouveau à Wildbad, un mois suffit pour son entier rétablissement, elle n'eut plus de rechûte.

Le second degré dans l'affection de la moelle épinière se manifeste par une paralysie partielle; le malade éprouve une espèce d'engourdissement et de froid continu. Il a besoin d'un bâton ou d'un guide sans le secours desquels il chancellerait comme un homme ivre. Du reste il se porte assez bien, la digestion seulement n'est pas active. Cet état se prolonge souvent pendant bien des années, et l'on s'étonne de la résistance que la maladie oppose aux remèdes les plus énergiques, qui ne servent guère qu'à épuiser les forces des malades et à accélérer la marche de la paralysie au lieu de la guérir. Nous regrettons de ne pouvoir citer aucun exemple de guérison complète et absolue opérée dans ce dernier cas par les eaux de Wildbad. Cependant elles ne laissent pas d'exercer une influence salutaire, le malade se sent soulagé de manière à n'avoir plus besoin d'appui.

Un officier âgé de 45 ans, avait essayé depuis sa jeunesse de grandes fatigues, il avait surtout beaucoup souffert du froid; une affection de la moelle épinière, l'affaiblissement, l'engourdissement des extrémités inférieures, une digestion irrégulière et fort mauvaise en furent les conséquences. L'usage des bains de Wildbad lui rendit de meilleurs services que celui des bains salés et ferrugineux, tels que ceux d'Ems (Dr. Heim).

Cette maladie terrible en se développant, rend les malades incapables de marcher et de se soutenir sans appui; ils ne sauraient même se servir de béquilles. Les extrémités sont paralysées, bien que le sentiment ne disparaisse pas tout-à-fait, et il y a diminution sensible de chaleur. Les malades sont fort sensibles au froid, le moindre attouchement les blesse, tandis que les érosions qui peuvent se manifester après un alitement prolongé leur cause peu de souffrance. En général les paralytiques n'éprouvent pas beaucoup de douleurs; ils sont seulement tourmentés par une digestion irrégulière et des secrétions fréquentes d'urine. Ceux qui viennent chercher du soulagement à Wildbad sont en général gais et paisibles; on les voit se mêler à la société, et causer dans leurs chaises à roulettes; tout le monde, il faut le dire, cherche à les distraire et à leur faire oublier leurs maux.

Le second stade de la terrible maladie offre bien peu de chances de guérison; néanmoins il arrive quelquefois qu'au troisième stade l'énergie de moyens curatifs plonge jusqu'à la source même du mal et en triomphe. Quand tous les modes de traitement sont épuisés, Wildbad peut rendre encore les meilleurs services; et nul paralytique ne devrait négliger ce dernier essai. Dans tous les cas ce bain chaud, dans un bassin spacieux, qui permet au baigneur de se mouvoir librement dans tous les sens, lui est fort agréable. Le premier symptôme favorable qu'il ressente consiste dans un léger chatouillement senti aux extrêmités. Aussitôt on commence à se trouver mieux, surtout lorsque la paralysie est le résultat d'une disposition apoplectique.

Il faut toujours user de précaution dans l'usage des bains et des douches, et ne pas les employer sans avoir consulté le médecin.

Une paralysie des extrêmités inférieures, causée par une enflure considérable qui occasionna une luxation partielle de plusieures vertèbres dorsales, fut guérie à Wildbad chez une jeune fille de 17 ans. Au bout de 15 jours l'enflure diminua peu à peu, au bout de 6 semaines, la malade avait recouvré la liberté première de ses mouvements.

Une femme âgée de 38 ans, qui par suite d'un accouchement difficile souffrait depuis 3 années d'une paralysie partielle des extrêmités inférieures, laquelle paraissait avoir enflammé la moelle épinière, fut entièrement guérie par les mêmes eaux.

Wildbad renommé avec raison pour la guérison des paralysies partielles causées par l'apopléxie (dont les personnes de tempérament sanguin sont surtout atteintes) est d'une efficacité incomparable, lorsque la paralysie est causée par le reflux du sang ou sa mauvaise circulation, des vapeurs hémorrhoïdales, etc. Souvent le malade, longtemps immobile et glacé, se relève tout à coup, jette au loin sa béquille et recommence à marcher d'un pas ferme et joyeux. L'eau chaude de deux ou trois bains a suffi pour ramener la vie, le mouvement, la chaleur et les forces ; un deuxième et un troisième traitement sont parfois nécessaires pour achever l'œuvre commencée. Ajoutons que les personnes sanguines doivent strictement s'en tenir au régime prescrit par le médecin et se montrer ou ne peut plus circonspectes.

Un marchand de Dinkelsbühl, plus que sexagénaire, robuste et sanguin, avait été frappé d'une attaque d'apopléxie qui le paralysa d'un côté ; il eut des vertiges et la vue s'affaiblit. Ayant été dûment préparé par son médecin, il vint à Wildbad, où un seul traitement suffit pour le délivrer de tous ses maux.

Une jeune femme âgée de 28 ans, avait le côté gauche paralysé depuis 3 ans, aucun remède ne put lui procurer de soulagement. Ayant pris les bains de Wildbad, la paralysie disparut peu de temps après son retour chez elle.

Les paralysies résultant d'un dérangement du centre nerveux, qui atteignent quelques parties du corps, comme le visage, les yeux, les doigts de la main, etc. résistent rarement à ces eaux énergiques.

Le baron de C., âgé de 42 ans, d'une constitution robuste et d'un tempérament sanguin, eut beaucoup à souffrir d'un rhumatisme qui finit par se faire sentir principalement au côté droit du visage; tous les remèdes restèrent sans effet, les muscles de cette partie de la face furent comme paralysés. Un séjour d'un mois à Wildbad suffit pour le remettre en voie de convalescence; 6 semaines après son retour, il fut rétabli tout-à-fait.

Dans les maladies des jointures et du jarret, dans la caxalgie, dans les affections scrofuleuses du jarret, le fungus, la tumeur blanche, les eaux de Wildbad produisent des effets excellents et surtout en cas de contractures en suite de blessures, de dessèchement des humeurs des os etc. Toutes ces maladies ont différentes périodes, la caxalgie en a trois, la première est marquée par de petites fièvres et des inflammations, dont il faut être guéri avant de faire usage des bains. A la seconde période la jambe s'allonge; dans ce cas Wildbad rend des services essentiels, pourvu cependant que le mouvement de la jambe ne soit pas devenu trop douloureux et que l'allongement de la jambe ne soit pas trop avancé, comme cela arrive à la troisième période.

Une petite fille, âgée de 8 ans, avait une tumeur blanche et scrofuleuse au genou gauche; après avoir fait deux fois usage des bains de Wildbad, elle fut entièrement rétablie (Dr. Heim).

Un enfant de l'âge de 7 ans souffrait beaucoup depuis 2 ans, des suites d'une inflammation chronique du jarret, qui avait donné naissance à une tumeur dure, non accompagnée il est vrai de douleur. Les essais qu'on tenta pour étendre la jambe raccourcie, occasionnèrent de vives souffrances par tout le corps, de telle sorte qu'on fut obligé de cesser les frictions émollientes. Les bains pris à Wildbad eurent un effet incroyable; trois semaines après, la tumeur avait disparu; après un mois le malade put marcher sans béquilles et fut bientôt délivré de ses douleurs (Dr. Fricker).

Un marchand d'Ulm souffrait de la raideur d'un de ses doigts, qu'avait causée une coupure faite avec un canif; une violente inflammation s'était déclarée. Peu de semaines suffirent pour faire disparaître le mal (Dr. Heim).

Les eaux de Wildbad guérissent les maladies des os et même la carie. Un commerçant de Francfort avait été guéri d'un commencement de maladie syphilitique, mais plus tard des exostoses se montrèrent au front et à l'os de la jambe gauche; il quitta Wildbad, sans apparence de succès. Un mois après son retour, tout avait disparu (Dr. Heim).

C. R., âgé de 14 ans, seulement était depuis 8 ans déjà atteint de carie aux extrémités supérieures, tous les moyens employés étaient restés inutiles; il fit pendant plusieurs années usage des eaux de Wildbad, et toujours avec un succès croissant, qui fut tel après la cure des bains, que le système osseux fut tout-à-fait raffermi; les bains le délivrèrent de toutes les plaies (Dr. Fricker).

Pour toutes les maladies qui désorganisent par suppression d'activité les fonctions de la peau, Wildbad est excellent; aucun stimulant ne peut se comparer, quant aux dartres, à l'acarus de la gale, à la sueur rentrée, etc., à l'énergie de ces eaux qui expulsent toutes les humeurs vicieuses, et suppriment la maladie en enlevant la cause.

Un cultivateur, jeune homme de 28 ans environ,

transpirait fortement des pieds depuis l'âge de onze ans. Pendant l'été de 1836 à la suite d'un refroidissement, cette transpiration disparut, sans qu'il en ressentit aucun malaise. En 1837, pendant l'automne, il fut saisi de violentes douleurs rhumatismales, et une enflure périodique des pieds se déclara. Aucun remède ne rappela la transpiration. En 1838 le malade se rendit à Wildbad, les bains causèrent bientôt d'abondantes éruptions sur tout le corps, principalement aux pieds; 7 semaines après, la transpiration était rétablie; puis la santé (Dr. Heim).

Les désordres de l'organisme causés par la fièvre nerveuse et la fièvre scarlatine, sont combattus avec succès à Wildbad. Il en est de même des affections causées par la lactation, des raideurs dans les membres, de la tuméfaction des glandes, avant l'induration, et des scrophules qui ne datent pas de loin. L'induration du foie et de la rate, les mauvaises secrétions de la bile, etc., les hémorrhoïdes, la mauvaise digestion, accumulation de mucosités, exigent qu'on prenne les eaux et un traitement spécial toujours suivi de succès à Wildbad.

Le Dr. Fricker cite un grand nombre de maladies de femmes guéries ici; chaque année sous ce rapport, la réputation méritée des eaux augmente, comme le prouvent les exemples nombreux allégués par le Dr. Fricker. L'espace nous manque pour ajouter ici les détails nombreux que d'ailleurs mille convenances ne nous permettraient pas de rendre complets.

Les personnes qui redoutent un coup de sang, celles qui sont sujettes aux crachements de sang, ainsi que les femmes atteintes d'un dérangement général de l'organisme en ce qui concerne la circulation ne doivent pas faire usage de nos bains ; le même est à observer aux fièvres, à l'hydropisie, aux dispositions phlogistiques, aux désordres chroniques.

Voici les derniers conseils que nous donnerons aux personnes qui se rendent pour la première fois à Wildbad.

Il est prudent d'attendre quelques jours avant de commencer la cure, qui est d'ordinaire d'un mois. On commence à prendre des bains de la durée d'un quart d'heure, pour arriver à en prolonger la durée jusqu'à $^3\!4$ d'heure et même une heure suivant les circonstances. On se baigne ordinairement le matin ; on déjeûne et l'on reste une heure au lit, pour faciliter la transpiration de la peau. Les personnes faibles, qui ne peuvent attendre trop longtemps leur repos, déjeûnent avant tout ; la digestion faite, elles

se rendent aux sources, pour en prendre les eaux
et finissent par le bain. — En général, le baigneur
doit rester paisible et calme dans le bassin. Cependant, les paralytiques peuvent faire quelques efforts
pour se mouvoir, ce qui leur est plus facile dans
un milieu liquide. Il est bon aussi dans plusieurs
cas, de se frotter le corps avec le sable tiède. Les
baigneurs doivent se vêtir chaudement, surtout le
matin et le soir; car le bain rend la peau plus
sensible et le rhumatisme ancien dont ils veulent se
défaire ne doit pas être remplacé par un rhumatisme
nouveau. — Que les malades cherchent à se distraire et à s'égayer, qu'ils profitent des rapports
faciles et familiers, qui s'établissent bientôt entre les
étrangers et les citoyens de la ville souvent très-
affectueux et très-sympathiques pour leurs visiteurs. — C'est quelques fois un obstacle à la guérison que l'usage des remèdes pris par les malades
après le retour chez eux; le meilleur parti à prendre
est une seconde saison de bains pour compléter la
cure non terminée. — Il est impossible de déterminer
le nombre des verres d'eau à prendre; on commence
ordinairement par 2 et 3 verres, pour finir par 6,
8 et même 12: on les prend à jeun et surtout en
marchant. Vers le soir, quelques verres, la digestion

faite, sont d'un bon résultat. — Quelquefois lorsque des malades souffrent de maux opiniâtres qui les fatiguent outre mesure, l'action des eaux accroît leurs douleurs; on est obligé de suspendre les bains pendant une ou deux semaines.

Le traitement par les eaux thermales prises à l'intérieur était fort en vogue il y a quelques siècles, on ne le pratiqua plus pendant un certain temps. Le Dr. Fricker en a le mérite de renouveler ce genre de traitement qui produit les meilleurs effets, surtout quand on fait marcher de front les traitements externes et internes; maladies cutanées, mauvaises secrétions, catarrhes chroniques, maux de gorge, cèdent à ce double traitement qui agît sur les tumeurs et les duretés intérieures qu'il faut dissoudre, comme sur l'induration des articulations avec une énergie sans égal.

Voici encore quelques cures que nous devons signaler au lecteur:

Un homme d'environ 50 ans, souffrait d'une induration de l'orifice de l'estomac, accompagné d'un rétrécissement spasmodique du gosier; il ne pouvait plus rien avaler, et allait mourir de faim. Après 3 semaines de traitement, ces eaux dont il fit un usage très-considérable le délivrèrent de son mal (Dr. Kerner).

Un homme de 34 ans, souffrait depuis une année d'une contraction du gosier, accompagnée d'une douleur qui l'empêchait d'avaler; il lui semblait sentir dans la gorge un corps étranger qui produisait l'irritation et le forçait d'avaler souvent de travers. Après avoir sondé et examiné la gorge, on n'y trouva ni abcès, ni inflammations, rien que des expectorations visqueuses; on déclara que l'affection était spasmodique et rhumatismale. Lorsque le malade eut épuisé tous ses remèdes tous impuissants, il prit les bains et les eaux de Wildbad qui le guérirent parfaitement.

La femme d'un meunier atteinte du même mal, fut plus vite délivrée; un mois à Wildbad opéra la cure (Dr. Heim).

L'aspiration des vapeurs qui s'élèvent de la source est aussi très bonne pour l'enrouement provenant de l'engorgement des glands. Le Dr. Granville affirme qu'il connut à Wildbad un Anglais qui avait perdu la voix depuis trois ans et qui la retrouva grâce aux eaux.

Les malades atteints d'affection au poumon, de graves lésions à la poitrine, font sagement de venir respirer ici l'air vivifiant de la forêt. Ils peuvent y prendre les eaux qui leur sont salutaires, mais mêlées au petit lait ou au lait de chèvre ; tous deux de qualité exquise sur la montagne.

La conquête sérieuse de la santé disparue est trop précieuse pour que le malade ne s'astreigne pas avec plaisir à des règles bien faciles ; suivre une diète régulière, n'abuser ni des alcools, ni des mets indigestes, ni des viandes grasses ; manger bien, mais sans excès et sans multiplier, trop ni diversifier les mets ; sortir quand il fait chaud, et s'imprègner le plus possible de cet air pur, fortifiant, balsamique, qui émane de nos forêts immenses et de leurs sapins séculaires ; tels sont les derniers conseils que j'ose leur donner.

Teinach.

Par Dr. Müller.

Teinach qui, depuis plusieurs siècles est célèbre
par ses eaux thermales renfermant de l'acide carbonique, est située à 4 lieues s. e. de Wildbad,
dans une vallée charmante de la Forêt noire. Il est
entouré de montagnes couronnées de bois admirables.
Sur le sommet d'une de ces montagnes s'élèvent les
ruines romantiques du château de Zavelstein. Un
ruisseau délicieux, dont les truites abondantes sont
en grande réputation, circule à travers les prairies
fertiles. Teinach se trouve à 1360 pieds au-dessus
du niveau de la mer. Un chemin inégal et montueux
y conduit de Wildbad à travers la forêt. Les voyageurs qui ne sont pas habitués à de pareils chemins
accidentés, feront mieux de prendre la route de
Calw, qui est un peu plus longue, mais meilleure.

Les bâtiments qui font partie de l'établissement des bains se composent de la grande salle des baigneurs et de deux auberges avec quelques dépendances, le tout formant un ensemble et relié par des galeries.

Des jardins nombreux situés à l'ouest, au sud et nord, entourent ces bâtiments, qui rejoignent de longues promenades conduisant dans la vallée, ou longeant la montagne. Des bancs sont disposés de distance en distance, et de chalets invitent les promeneurs à se reposer. Au nord, sur le flanc de la montagne et sur la lisière de la forêt s'élève un joli pavillon, qui s'appelle dans le pays la *hauteur Guillaume*, assez spacieux pour recevoir une centaine de personnes et offrant un charmant point de vue sur la vallée et sur le château de Zavelstein. Les environs de Teinach sont sillonnés de promenades variées d'une beauté sauvage et ravissante.

Les appartements destinés à loger les baigneurs sont nombreux et confortables. Dans l'auberge de la Couronne, outre la grande salle à manger élégamment construite, il y a une petite salle avec balcon, où les baigneurs se réunissent, de plus le grand salon de conversation dans le château contenant bibliothèque et billard. Sous les tilleuls disposés en quinconce on a placé des bancs et des tables; quand le temps est beau, on y déjeûne; et l'on passe les heures de l'après-diner sous leur ombrage. Lorsque le temps est moins beau, les baigneurs peuvent respirer l'air frais en se plaçant sous les portiques de l'auberge, sous ceux de la maison des Bains et de la maison des Fontaines.

La cuisine dans les deux hôtels est excellente. L'établissement royal et l'auberge ont été loués au Dr. Zipperlen, qui, en sa qualité de médecin, dirige l'établissement à l'eau froide. On a soin d'avoir deux tables distinctes, sur l'une desquelles on ne sert que des mets et des boissons conformes aux prescriptions médicales du traitement; chaque convive peut à son gré prendre place à l'une ou à l'autre table.

Le propriétaire de l'hôtel du Cerf, Mr. Maïer, a tous les égards possibles pour ses hôtes. La bière faite chez Mr. Maïer est excellente.

L'établissement des bains offre toutes les commodités possibles et répond à toutes les exigences des temps modernes. Il se compose de 23 cabinets avec 24 cuves à robinet, dont 3 avec douches complètes.

Il y a un bassin pour les bains froids. Trois cabinets avec bains de cuve et les autres apparats se trouvent à part. On fait souvent avec succès usage de ces bains pour seconder l'action des eaux minérales. L'établissement consacré au traitement par l'eau froide y existe depuis 1853 et l'expérience a demontré qu'il ne porte aucun préjudice à l'établissement thermal, mais que l'un peut très bien subsister à côté de l'autre. De plus, il y a 2 abris construits pour les bains de rivière.

Les sources minérales carboniques sortent du creux des rochers et jaillissent d'une profondeur de 90 et 140 pieds sur terre. En 1839—1841, elles ont été considérablement augmentées tant sous le rapport du nombre des sources que quant à la quantité de substances minérales en dissolution. Les sources nouvelles ont fourni une plus grande quantité d'eau et de plus fort substances que les sources anciennes.

Teinach renferme:

1º des sources carboniques pures: toutes les sources anciennes sont de ce nombre (*Dächleinsquelle, Mittelkasten* et *Wandkasten*); ainsi que la nouvelle source, celle du Cerf.

2º Des sources carboniques ferrugineuses: les deux sources nouvelles *Bachquelle* et *Wiesenquelle*.

3º Des sources ferrugineuses sans être carboniques: la *Dintenquelle*, très abondant en acide aprocénique de fer ne contient presque pas de carbone.

Cette variété de sources est d'une grande importance ; elle étend beaucoup la sphère d'activité de ces eaux et permet une série de modifications et d'expériences utiles au traitement.

L'eau de toutes les sources carboniques est claire comme le cristal, mousse facilement et a un goût très-agréable, rafraîchissant et acide. La Wiesenquelle et la Bachquelle ont un goût de fer très-agréable. La Hirschquelle et le Dächleinsquelle se distinguent principalement par leur goût pur, sans aucune saveur de sel. Mêlée au vin dans de petites proportions, leur eau lui donne une agréable fraîcheur. La Dintenquelle fournit une eau fade, argileuse et ferrugineuse; les personnes chlorotiques et hystériques s'en servent de préférence à l'eau carbonique.

La composition chimique de toutes les sources est presque la même, à l'exception de l'acide ferreux dont la Hirschquelle et la Dächleinsquelle contiennent des vestiges ; la Bachquelle 0,031 grains sur un litre d'eau et la Wiesenquelle 1,033.

Les autres parties sont:

Carbonate de soude (sur 1 litre d'eau)	2.35 à 4,75 gr.
Sulfate de soude	0,69 à 1,40 „
Chlorure de sodium	0,30 à 0.41 „
Carbonate de chaux	3,64 à 4,37 „
Carbonate de magnésie	0.86 à 1,09 „
Silice	0.05 à 0,16 „

La Dintenquelle sur 1 litre d'eau contient 0,305 grains d'acide aprocénique, mêlé de manganèse et d'autres parties, chlorure de sodium, sulfate et carbonate de soude mêlé de potasse et de carbonate de fer; en tout 1,39 grains.

Le gaz d'acide carbonique pur ne se trouve presque dans la Dintenquelle, mais il abonde tant dans la Bachquelle qu'elle rivalise avec les plus forts eaux d'Allemagne. Les sources contiennent sur 100 parties d'eau, les quantités suivantes de gaz:

Dintenquelle	3,91
Dächleinsquelle . . .	100,82
Wiesenquelle	115,90
Hirschquelle	124,30
Bachquelle	166,50.

Les sources ferrugineuses déposent un sédiment de fer et d'ocre, les sources pures de fer ne laissent pas de dépôt.

L'effet des eaux minérales de Teinach est en général fortifiant; il agit sur le système nerveux et la circulation, guérit le relâchement des viscères,

les affections des membranes muqueuses et la stase,
augmente l'énergie de la digestion, diminue les
secrétions trop fréquentes, la masse du sang et
raffermit tout le corps.

Voici les principales maladies que les sources
de Teinach guérissent complètement: faiblesses générales, faiblesse des nerfs; chlorose, anémie; toutes
les maladies du bas-ventre, hypocondrie; menstrua-
tions irrégulières et douloureuses, hémorrhée, tendance
à descente de la matrice; les maladies de la moelle
épinière, surtout le dernier degré de l'irritation
spinale; maladies nerveuses, telles que l'hystérie,
mal de St. Guy ou la chorée, et du mal dans l'estomac;
affection des organes de la respiration, phthisie pulmo-
naire et trachéale, asthme, rétrécissement du canal
de l'urètre; goutte et hémorroïdes, calcul, gra-
velle, etc. Les poitrinaires peuvent joindre aux
eaux le lait de vache et de chèvre.

Le nombre des visiteurs était insignifiant il y
a un siècle. Il s'est progressivement accru, de 80
à 120, puis de 200 à 250; enfin, en 1856 à 329.

Le petit nombre et le rang distingué des baigneurs établissent bientôt entr'eux une douce familia-
rité qui est pleine de charme pour les malades. On
se réunit le matin et le soir pour prendre les eaux.

La flore de Teinach se distingue des autres flores de la forêt par la multiplicité de l'*Iberis nudicaulis*, et par les belles fleurs blanches de *Crocus vernus* qui près de Zavelstein tapissent d'immenses prairies.

La description allemande la plus nouvelle de Teinach est celle du Dr. K. Fr. Müller (Stuttg. 1846).

Les médecins des bains sont : Mr. le Dr. Zipperlen pour les cures d'eau froide, Mr. le Dr. Epting et Mr. le Dr. Müller de Calw, qui se rendent tous les jours à Teinach pour les eaux minérales. Mr. le Dr. Widmann, médecin homéopathe s'est établi ici.

Liebenzell.

Par le Dr. Schönleber, ci-devant médecin des bains de Liebenzell.

A l'endroit où s'élargit la délicieuse vallée de Nagold s'élève entourée de montagnes, couronnées de sapins, la petite ville de Liebenzell. Elevée de 1000 pieds au-dessus du niveau de la mer, elle se trouve à 9 lieues de Stuttgart, à 3^{1}_{2} lieues de Wildbad, à 3 lieues de Teinach. Elle a 1300 habitants assez pauvres et dont le caractère et les mœurs ne diffèrent guère de celles du reste du pays. La situation est fort saine; pendant la chaleur de l'été, on y respire une agréable fraîcheur entretenue par la brise du sud et du nord, qui circule en suivant librement le cours de la Nagold. L'agriculture n'y est pas d'une grande importance, le seigle, l'avoine et les légumes communs, voilà le contingent de la culture locale. Sur la lisière de la forêt se trouvent des prairies qui forment le plus bel ornement de cette vallée.

Il se trouve dans cette ville trois filatures, une forge de cuivre, 2 auberges de bains, plusieurs bons hôtels ainsi que trois brasseries.

Les rochers de cette contrée sont formés de grès rouge et de grès bigarré, ayant pour premières assises des blocs de granit. Près de la route de Calw et des bains supérieurs, on voit un immense rocher granitique. La végétation est riche et variée sur les hauteurs environnantes, toutes hérissées de pins et de sapins, ainsi que dans les prairies qui bordent la rive de la Nagold. La météorologie ne diffère pas de celle de Calw, de Wildbad et de Teinach.

Une saillie de la montagne au nord-est de la ville se couronne des ruines d'un vieux château, avec une tour d'origine romaine encore en bon état; des fouilles pratiquées près de là ont mis à découvert les restes d'un aqueduc romain. L'histoire donne peu de détails sur ce château qui appartenait, dit-on, à un margrave de Bade et auquel se rattache l'histoire d'un chasseur farouche géant ou chevalier pillard qui, dit-on, l'a jadis habité. Sur la colline méridionale se trouvait un monastère fondé par

Ste. Lioba ; de là, selon quelques archéologues, le nom de Liebenzell.

A une demi - lieue de Liebenzell se trouve Hirschau avec les ruines de son célèbre monastère; un chemin agréable y conduit. D'autres sentiers traversent la forêt, mènent à Ottenbronn et à Monakam. A 2 lieues de Liebenzell, cette excursion est indispensable — les doux et modestes paysages des alentours contrastent avec le grandiose et magnifique aspect qu'on jouit des sept chênes de Grumbach, à 2000 pieds au-dessus du niveau de la mer. Derrière la charmante vallée du Nagold s'ouvre une perspective admirable qui embrasse le mont Mercure à gauche, passe devant les Vosges, suit la ligne du Rhin, le Kaiserstuhl près de Heidelberg et se termine à droite vers le Zabergau, du côté de Stromberg.

N'oublions pas Pforzheim, ville intéressante, riche de fabriques, située à 3 lieues.

Les eaux de Liebenzell sont connues depuis plus de 1000 ans; une vieille chronique nous donne les noms de plusieurs hauts personnages qui ont fait usage de ces bains. Les deux établissements, supérieur et inférieur, sont situés sur la rive droite de la Nagold à 100 pas de la ville. Les sources jaillissent à une profondeur de 12 pieds, du grès bigarré de la montagne où l'on aperçoit déjà le granit. Celle du bain supérieur a sa source à quelques pieds plus haut; aussi l'eau en est plus froide. Cette eau est claire, ne mousse pas et n'a pas d'odeur; la saveur en est très fade.

La température oscille entre $18^{1}\!/\!_{2}$ à 20^{0} R. Le poids spécifique, d'après Naschold est de 1,001,326.

Il contient, d'après l'analyse, sur 16 onces:

Chlorure de sodium et de magnésie	5,14 gr.
Carbonate de soude	0,80 ,,
Sulfate de soude	0,61 ,,
Sulfate de chaux	0,82 .,
Oxide de fer	0,10 ,,
Oxide de silice	0,41 .,
	7.88 gr.

La source est pauvre en gaz, 100 parties de gaz sortant de la source contiennent:

Acide carbonique . . .	51.58
Azote	24,44
Oxigène	4,25.

Il se développe par la chaleur:

Acide carbonique . . .	72.52
Azote	24,44
Oxigène	3.04.

Les eaux de Liebenzell se mettraient ainsi au rang des thermes alcalines; elles agissent comme breuvage assez relâchant sur une constitution saine, tout au plus facilitant la secrétion de l'urine. Mais sur les constitutions malades les effets en sont bien différents; d'abord dans les souffrances congestionelles et subphlogistiques du système vasculaire, de même que dans l'irritation des nerfs, des convulsions de toute espèce, elles opèrent calmant et adoucissant; ensuite elles raniment et rafraîchissent la constitution entière, surtout en agissant sur la peau.

Depuis les temps les plus reculés Liebenzell est renommée comme „Bain de femmes". La vertu des eaux a été souvent éprouvée dans les dérangements des fonctions sexuelles qui naissent de cette irritation des nerfs ou de congestions habituelles. La chlorose de jeunes filles avec des souffrances nerveuses, ou avec l'irritation subphlogistique du système vasculaire, la menstruation douloureuse, trop faible ou trop forte, la stérilité des femmes provenant de ces causes, la leucorrhée etc., toutes ces maladies ont souvent trouvé la guérison par ces eaux, surtout en faisant usage des bains avec des douches ascendantes. Si ces souffrances sexuelles sont jointes à des affections poitrinaires, des toux spasmodiques, des crachements de sang, des battements de cœurs etc., comme cela arrive si souvent, ces maladies disparaissent ordinairement avec le mal fondamental.

Les poitrinaires mâles de tout âge y viennent (et leur nombre devrait être beaucoup plus grand), pour éprouver la vertu des thermes alcalines dont ils boivent, en se reposant dans l'air fortifiant et aromatique des bois de sapins, contre les différentes formes de la phthisie, et la plupart quittent le bain dans l'état heureux d'amélioration, si non de guérison.

Certains maux dyscrasiques, surtout la goutte et le rhumatisme chronique avec les suites qui en résultent — des spasmes de la vessie, des affections hémorrhoïdales, des congestions hépatiques, l'hypochondrie et l'hystérie sont encore guéris par l'usage de ces eaux; on peut de même s'en servir avec succès dans les maladies de la poitrine ou du bas-ventre, en prenant en même temps le petit-lait.

L'arrangement et l'administration des deux établissements répondent parfaitement aux différents traitements des malades et augmentent les agréments d'un séjour d'été dans cette paisible vallée. Les propriétaires font pour le comfort des visiteurs tout ce qu'on en peut raisonnablement attendre; aussi le nombre des baigneurs s'accroît d'un an à l'autre, et est monté de 160 jusqu'à environ 250. Le prix des chambres est de 3 fl. 30 kr. jusqu'à 7 fl. par semaine, sans le lit; la table d'hôte de 36 kr. jusqu'à 1 fl. Un bain coûte 24 kr. et avec une douche un peu plus. Si les deux établissements sont trop remplis, les visiteurs qui ne sont pas trop exigeant trouveront dans les auberges et même dans quelques maisons particulières de la ville des logements assez convenables.

Le dernier ouvrage allemand sur Liebenzell a été publié par le Dr. Hartmann en 1852.

Table des matières.

Appendix.

Commissaire royal des bains.
Mr. Mittler, maire de Wildbad.

Comité de surveillance des bains.
Membres domiciliés à Wildbad :

Dr. Burckhardt, conseiller de cour, chargé de la sur- veillance spéciale des bains.

Le pasteur Hetzel.
Mr. Mittler, maire.

Membres externes :

Mr. Bätzner, grand-bailli.
Mr. Frey, administrateur des finances à Neuenbürg.

Médecins.
DDr. Burckhardt, Fallati, Haussmann, Schoenleber.

Prix des bains.

Fürstenbad 2 fl. 24 kr.; pour plusieurs personnes chacun 1 fl.

Les autres bassins	24	kr.
Fondation de Cathérine	6	,,
Cabinets	36	,,
Baignoires	36	,,
Douches	9	,,
Pour service	4	,,
Au maître baigneur pour un bain de noblesse	6	,,
Aux autres bains	3	,,
A la Fondation de Cathérine	2	,,
Pour laver et sécher pour peignoir	$1\frac{1}{2}$	,,
Pour linceuil	$1\frac{1}{2}$	,,
Pour linge à essuyer	1	,,
Pour louer un peignoir pour bain	4	,,
Chemise de bain	4	,,
Linge à essuyer	2	,,
Pour chauffage dans la saison d'hiver pour bain	8	,,

Tableau comparatif des monnaies.

fl.	kr.		frcs.	cents.
—	1	=	—	4
—	2	=	—	7
—	3	=	—	11
—	4	=	—	14
—	5	=	—	18
—	6	=	—	22
—	7	=	—	25
—	8	=	—	29
—	9	=	—	32
—	10	=	—	36
—	20	=	—	72
—	30	=	1	8
—	40	=	1	44
—	50	=	1	79
1 ou 60		=	2	15
2	—	=	4	31
3	—	=	6	46
4	—	=	8	62
5	—	=	10	77
6	—	=	12	93
7	—	=	15	8
8	—	=	17	24
9	—	=	19	39
10	—	=	21	55
20	—	=	43	10
30	—	=	64	65
40	—	=	86	20
50	—	=	107	75
60	—	=	129	29
70	—	=	150	84
80	—	=	172	39
90	—	=	193	94
100	—	=	215	49

frcs.	cents.		fl.	kr.	pfg.
—	1	=	—	—	1
—	2	=	—	—	2
—	3	=	—	—	3 3/8
—	4	=	—	1	3/8
—	5	=	—	1	1 3/8
—	6	=	—	1	2 3/8
—	7	=	—	2	—
—	8	=	—	2	1
—	9	=	—	2	2
—	10	=	—	2	3
—	20	=	—	5	2 3/8
—	30	=	—	8	1 3/8
—	40	=	—	11	3/8
—	50	=	—	13	3 3/8
—	60	=	—	16	3
—	70	=	—	19	2
—	80	=	—	22	1
—	90	=	—	25	—
1 ou 100		=	—	28	—
2	—	=	—	56	—
3	—	=	1	24	—
4	—	=	1	52	—
5	—	=	2	20	—
6	—	=	2	48	—
7	—	=	3	16	—
8	—	=	3	44	—
9	—	=	4	12	—
10	—	=	4	40	—
20	—	=	9	20	—
30	—	=	14	—	—
40	—	=	18	40	—
50	—	=	23	20	—
60	—	=	28	—	—
70	—	=	32	40	—
80	—	=	37	20	—
90	—	=	42	—	—
100	—	=	46	40	—

www.ingramcontent.com/pod-product-compliance
Lightning Source LLC
LaVergne TN
LVHW011950180726
843502LV00005B/1384